Denn ich bin der Herr, dein Arzt

Gabriele Rosenzopf

Gabriele Rosenzopf

Denn ich bin der Herr, dein Arzt

Naturheilkunde, biblische Aussagen und überliefertes Wissen

Ganzheitliche Lebensführung,
vollwertige Ernährung , Kräuterkunde,
gewachsene Arznei, Fasten und vieles mehr

DeBehr

Herausgeber: Verlag DeBehr, Radeberg
Erstauflage: 2021
ISBN: 9783957538949

Inhalt

Wie alles begann

Es hat lange gedauert, bis ich einen Anfang für das geplante Buch gefunden habe. Nun, ich glaube, das Warten und Suchen hat sich gelohnt. Mir fiel beim Umzug ein kleines Buch in die Hand von S. I. McMillen, einem amerikanischen Arzt, mit dem Titel „Vermeidbare Krankheiten“, Argumente eines Arztes anhand der Bibel. Zuerst wollte ich es wieder weglegen, denn es ist schon 1958 geschrieben worden und bestimmt schon überholt – aber …
Ich erlebe jeden Tag, dass Gottes Wort lebendig ist und sich nicht verändert, und dass seine Verheißungen und Zusagen bis heute und darüber hinaus gelten, wie kann das Buch dann altmodisch oder überholt sein? Ich begann zu lesen.

Es begann mit dem Papyrus Ebers. In meiner Ausbildung zur Christlichen Gesundheitsberaterin an der Schule für Christliche Naturheilkunde begegnete mir diese Sammlung von medizinischen Ratschlägen aus dem Jahr 1552 vor Christus zum ersten Mal. Wir befassten uns mit der Geschichte der Medizin und da war natürlich dieses Nachschlagewerk aus Ägypten (entdeckt von dem Leipziger Ägyptologen Ebers) mit 877 Rezepturen erwähnenswert. Ich sage bewusst erwähnenswert, denn die Rezeptzutaten waren z. T. recht abenteuerlich und kaum der Genesung zuträglich. Eidechsenblut, Schweinezähne, verfaultes Fleisch, stinkendes Fett, gegorene Milch, Eselshufe, Fette verschiedenster Tiere und Exkremente waren die Zutaten, die eher für eine Tetanusinfektion sorgten, als Heilung bewirkten.
In diese Zeit, als der Papyrus Ebers in Ägypten geschrieben wurde, fiel die Geburt von Mose. Er wurde am Königshof unterrichtet „… und war gelehrt in aller Weisheit der Ägypter und

war mächtig in Worten und Werken“ (Apg. 7.22). Er war also mit dem damaligen medizinischen Wissen vertraut. Er hat aber von Gott eine wichtige Verheißung bekommen, als er die Israeliten aus Ägypten führte: „Wirst du der Stimme des Herrn, deines Gottes, gehorchen und tun, was recht vor ihm ist, und merken auf seine Gebote und halten alle seine Gesetze, so will ich dir keine der Krankheiten auferlegen, die ich den Ägyptern auferlegt habe; denn ich bin der Herr, dein Arzt.“
(2. Mose 15.26). Keine der Krankheiten der Ägypter!

Gott gab Mose eine Reihe von Geboten, die Gesundheit betreffend, die bis heute einen Teil unserer Bibel ausmachen. Ich denke da an das Feigenpflaster, das er König Hiskia durch den Propheten Jesaja empfahl
(2. Könige 20). Hiskia litt an einem Geschwür und sollte nach dem Willen Gottes sterben. Der Prophet Jesaja brachte ihm diese Botschaft. Hiskia weinte und betete zum Herrn. Da erhielt Jesaja eine weitere Botschaft vom Herrn, in der er Hiskia noch weitere 15 Lebensjahre schenkte. Hiskia sollte eine Feigenauflage auf sein Geschwür legen und nach 3 Tagen gesund sein.
Ich wollte es nun genau wissen und habe mich mit dem Heil- und Nahrungsmittel Feigen näher befasst und siehe da, sie wirken antibakteriell, entzündungshemmend, wundheilend und schmerzlindernd. Darüber hinaus auch Knochen aufbauend und erhaltend (Kalzium, Phosphor), beruhigend bei Nervosität (Vitamin B1) und verdauungsfördernd (Ballaststoffe und Fruchtsäuren). Sie sind eine der ältesten Nutzpflanzen der Welt und ein wichtiges Grundnahrungsmittel der Antike. Heute wachsen sie auch bei uns in der Pfalz und am Kaiserstuhl. Frisch oder getrocknet sind sie eine Delikatesse und spielen eine wichtige Rolle bei der basischen Ernährung.
Noch ein Beispiel ist mir spontan eingefallen, über das ich in meinen Vorträgen zu ätherischen Ölen berichte: Gott schenkte

Mose ein Rezept für ein Salböl (Exodus 30, 22-25): Der Herr sprach zu Mose: „Nimm dir Balsam von der besten Sorte:
500 Schekel erstarrte Tropfenmyrrhe,
halb so viel, also 250 Schekel wohlriechenden Zimt,
250 Schekel Gewürzrohr (Kalmus) und
500 Schekel Zimtnelken, nach dem Schekelgewicht des Heiligtums,
dazu ein Hin Olivenöl
und mache daraus ein heiliges Salböl, eine Salbe, wie sie der Salbenmischer bereitet. Ein heiliges Salböl soll es sein."
1 Schekel sind ungefähr 11,4 g und ein Hin sind etwa 6,5 l

Umrechnung in deutsche Mengen:
5,8 kg Tropfenmyrrhe (in der Bibel häufig Stakte genannt), 2,9 kg Zimt, 2,9 kg Kalmus, 5,8 kg Zimtnelke mit ungefähr 6,5 l Olivenöl vermengt.

Lange Zeit und zum Teil auch heute noch werden die ätherischen Öle von Christen in die esoterische Ecke verbannt. Sie sind jedoch in der Bibel genannt und von Gott gegeben. Sie sind schlicht und einfach ein Inhaltsstoff der Pflanzen, wie die Gerbstoffe, Schleimstoffe, Flavonoide … und sie machen den Duft der Pflanze aus. Außerdem haben sie heilende Eigenschaften, die sehr viel wirksamer sind, als sie jedes chemisch zusammengesetzte Mittel aufweist (und keine Nebenwirkungen, wenn man sie richtig anwendet). Es ist immer ein Unterschied, was der Mensch daraus macht und wie er mit den Geschenken Gottes umgeht. Gott meint es gut mit uns und deshalb schickt er uns keine Krankheiten und Gebrechen. Diese kommen von seinem Gegenspieler, dem Satan. Inzwischen belegen wissenschaftliche Studien die Wirksamkeit der Öle, sie werden in Krankenhäusern, Altenheimen und Hospizen eingesetzt.

Gottes Anordnungen

Kommen wir wieder zurück zu Gottes Anordnungen, die auch heute noch hochaktuell sind. Im 3. Mose 13 wird beschrieben, wie Mose und Aaron die Israeliten mit ansteckenden Hautkrankheiten behandeln sollen. Die Gesetze bei Lepra gelten als Modellfall und sind in die Gesetzgebung im Gesundheitswesen eingeflossen. Die Anweisungen, insbesondere bezüglich Quarantäne in 3. Mose 13 helfen, Seuchen, Pandemien und Epidemien wirksam zu bekämpfen. Die Verbreitung des Sars-/Corona-Virus hätte nicht diese Ausmaße angenommen, wenn Gottes Anweisungen von Anfang an befolgt worden wären.

Das gilt auch für die Hygiene. Wären die simplen biblischen Ratschläge in 5. Mose 23.13-14 befolgt worden, hätte der Tod von Abertausenden von Ruhr-, Typhus-, Pest-, Cholera- und anderen Seuchen-Erkrankten vermieden werden können.

Vielleicht haben Sie schon einmal einen historischen Roman gelesen oder einen Film gesehen? – Hygiene gab's da nicht, weder in den Städten noch auf dem Land. Der Kot wurde einfach auf die ungepflasterten Straßen geworfen. Unerträglicher Gestank erfüllte in der warmen Jahreszeit die Städte und Dörfer, Fliegen hatten dort ideale Bedingungen für die Eiablage, Ungeziefer, Ratten und Mäuse vermehrten sich und verbreiteten Krankheiten – und der Mensch mittendrin, der sich nicht an die einfachsten Hygienevorschriften hielt (5. Mose 23, 13,14 „Vor dem Lager sollt ihr einen Platz haben, wo ihr eure Notdurft verrichten könnt. Und du sollst eine Schaufel haben, und wenn du dich setzen willst, sollst du damit graben; und wenn du gesessen bist, sollst du zuscharren, was von dir gegangen ist.“).

Für uns sind solche Zustände heute unvorstellbar. Aber schauen wir uns einmal die Lager der Geflüchteten an, da ist gar kein so großer Unterschied! Es ist ein Armutszeugnis für die zivilisierte Welt, wenn Menschen in so unwürdigen Verhältnissen leben müssen, die den Zuständen im Mittelalter ähneln.

Auch die unhaltbaren Zustände in den Krankenhäusern im 19. Jh. (z. B. 1840 Wiener Allgemeines Krankenhaus), wo fast jede 6. Wöchnerin im Kindbett starb. Die Ursachen sahen die damaligen Geburtshelfer in Verstopfung, verspätetem Stillen, Furcht und vergifteter Luft. Dabei waren sie und ihre Behandlungspraktiken es, die den Frauen den Tod brachten. Sie untersuchten zuerst die frisch Gestorbenen, gingen dann auf Station und behandelten die Wöchnerinnen, ohne sich die Hände zu waschen. Desinfektion war ein Fremdwort. Als der Arzt, Dr. Semmelweis, die Leitung dieser Station übernahm, stellte er fest, dass gerade die Frauen, die von Professoren und Ärzten untersucht wurden, krank wurden und starben. Er sah sich dieses Sterben drei Jahre lang an und war ratlos. Dann ordnete er das Händewaschen auf seiner Station an. Jeder Arzt, der zuvor bei einer Leichenschau beteiligt war, musste sorgfältig die Hände waschen, bevor er weitere Patienten auf der Entbindungsstation untersuchte. Die Zahl der Verstorbenen ging rapide zurück. Er ordnete an, dass nach jeder Untersuchung, auch bei lebenden Patientinnen, die Reinigung der Hände Pflicht wurde. Leider fanden seine Methoden keine Anerkennung bei den Kollegen und Vorgesetzten, er wurde entlassen, fand in Budapest eine Anstellung, wo sich das gleiche Spiel wiederholte. Er schrieb ein Fachbuch, ausgezeichnet fundiert, das seine Gegner verhöhnten. Er hielt die Verleumdungen nicht mehr aus, verlor sein Gedächtnis und starb in einer Nervenheilanstalt. Daraus sehen wir, dass selbst schlagende Beweise die Menschen nicht von ihren Vorurteilen abbringen können.

Jahrtausende vorher gab Mose bereits genaue Anweisungen betreffs Händewaschens nach der Berührung eines Toten oder Menschen mit ansteckenden Krankheiten (4. Mose[19], 11 – 19). Die biblischen Vorschriften sahen überdies vor, dass die Hände unter fließendem Wasser gereinigt werden mussten. Personen, die mit Kranken in Berührung gekommen waren, mussten die Kleider wechseln – heute auf Intensivstationen und in Operationssälen ein Muss und selbstverständlich! Die Anordnungen Gottes zu diesem Thema sind unmissverständlich und – wären sie befolgt worden – lebensrettend.

An unseren Händen befinden sich ca. 10 Millionen pathogene Mikroorganismen, die wir bei jedem Handschlag, Türöffnen, Griff in den Geldbeutel und und und – verteilen und weitergeben. Im Zeitalter multiresistenter Krankenhauskeime wird Händewaschen im Gesundheitsbereich zu einer lebensrettenden Maßnahme – aber …
erst 1960 veröffentlichte die Gesundheitsbehörde des Staates New York ein Buch über die Methode des Händewaschens, die fast genau den biblischen Hygienevorschriften des AT entspricht.

Das sehe ich auch heute bei meinen Kursen, wenn es um Ernährungsberatung geht und um Ernährungsumstellung. Die Ernährungswissenschaft – ja, es ist eine Wissenschaft und ein Studienfach, belegt, welche Lebensmittel (Mittel zum Leben!) dem Menschen und seiner Gesundheit zuträglich sind. Und – oh Wunder, auch das kann man in der Bibel nachlesen.

Um das Maß an Unwissenheit und Ignoranz voll zu machen, kam hinzu, dass das (gemeine) Volk das Wort Gottes gar nicht lesen konnte, da es nicht lesen lernte, weder deutsch und schon gar nicht lateinisch. Das war Vorrecht der Fürsten und Könige und auch des Klerus. Vor allem Frauen, denen ja sowieso der

Verstand und logisches Denken jahrhundertelang abgesprochen wurde, hielt die Kirche dumm und verbrannte sie im Mittelalter auf dem Scheiterhaufen als vom Teufel Besessene und Hexen.

Das Wissen um die Heilkraft der Kräuter und ihre Anwendung bei Krankheiten wurde über Generationen weitergegeben von der Großmutter auf die Mutter und auf die Tochter. So manche Kräuterfrau bezahlte es mit dem Leben, weil sie als Hexe denunziert wurde. Natürlich war auch Aberglaube, vermischt mit Mystischem und Geheimnisvollem, oft angeschürt von katholischen Geistlichen, an der Tagesordnung.

In diesen frühen Zeiten der Heilkunst kannte man die Körper- und Organfunktionen kaum, man tastete sich über Erfolg und Irrtum an Helfendes und Heilendes heran. Den Körper zu öffnen (OPs) galt als unmöglich und war bei Todesstrafe verboten. Ärzte, die sich über das Verbot hinwegsetzten und im Geheimen den Körper öffneten, um mehr über Organe und Gelenke zu erfahren, bezahlten ihr Tun mit dem Leben, wenn sie denunziert wurden.
Kräuter waren einst das einzige Mittel, mit dem man gegen Krankheiten angehen konnte und heilkundige (meist) Frauen kannten ihre Wirkungen aus der Überlieferung von ihren Müttern und Großmüttern.

Krankheiten, Hungersnöte und Epidemien wurden als Strafe Gottes oder der Götter angesehen, denen der Mensch hilflos ausgesetzt war. Epidemien wie Pest, Pocken, Cholera, Typhus oder auch „einfachere“ Krankheiten wie Lungenentzündung, Durchfälle, Geschwüre, Wundbrände, Kindbettfieber waren selten heilbar und verliefen meist tödlich.

Die Menschen hatten noch keine Ahnung von Krankheitserregern wie Bakterien, Viren oder Pilzen. Von Bittprozessionen

erhoffte man sich Erhörung in der Not – oder man rief die Geister an oder hielt Rituale ab.
Dazu kamen Hungersnöte, die die Menschen schwächten, sodass sie den Krankheiten nichts mehr entgegenzusetzen hatten. Die Immunabwehr war noch in jahrhundertelanger Entfernung!

Deshalb ist es richtig und wichtig, die Ursprünge der Kräuterheilkunde zu kennen (auch die dunkelsten Stunden). Zu wissen, woher Aberglaube und Zauber kommen. Aber ohne die Kräuterkundigen aus der Antike, die Kräuterweiber des Mittelalters (mitsamt ihren abergläubischen Auswüchsen, Teufelsaustreibungen und Irrtümern) und die nachfolgende Klosterheilkunde gäbe es das heutige Wissen nicht. Es wuchs Schritt für Schritt, so wie auch der Glaube wächst.

Es ist in den letzten Jahrzehnten „modern" geworden, chinesische, japanische oder indische Kräuter – verbunden mit der entsprechenden Heils- und Glaubenslehre dieses Landes – zu verwenden. Ja, sie sogar als wirksamer und heilkräftiger darzustellen, als die Kräuter unseres Landes und Kontinents.

Wir haben in Europa auch heilkräftige Kräuter, die sicher genauso wirksam sind wie chinesische, japanische oder indische, deshalb schließe ich mich den Lehren über die außerordentliche Wirksamkeit dieser Kräuter nicht an, sondern beschäftige mich mit heimischen oder eingebürgerten* Kräutern. Sie wachsen dort, wo wir leben. Und sind meist auch billiger, da kaum Werbung sowie aufwendige und teure Studien* dafür gemacht werden und keine langen Beschaffungswege notwendig sind.

Dazu ein Wort von Paracelsus*:

„Einem jeglichen Land wächst seine Krankheit selbst und auch seine Arznei selbst!"

Vielleicht erinnern Sie sich: Die ersten Missionare in Nordamerika oder im fernen Osten starben oft an unbekannten Krankheiten, für die es keine Medizin gab. Und umgekehrt, die Einheimischen starben an den Krankheiten, die die Missionare mitbrachten und konnten mit unseren Medikamenten nicht geheilt werden. Ganze Sippen wurden ausgerottet. Da bekommt das Wort von Paracelsus eine ganz andere und wichtige Bedeutung.
Das legt auch die Frage nahe: Wo kommt denn das Covid-19-Virus her? Und: Es gibt auch keine wirksamen Medikamente dagegen. Sie müssen erst konzipiert werden.

*Was sind eingebürgerte Pflanzen? Hier einige Beispiele:
Zaubernuss (Hamamelis virginica), wird oft in unseren Gärten angepflanzt, stammt aber aus Nordamerika.
Rote Sonnenhut (Echinacea purpurea), ein Präriekraut, häufig in unseren Gärten und Bauerngärten – auch aus Nordamerika.
Bohne (Phaseolus vulgaris) ist eigentlich eine Pflanze aus den subtropischen und tropischen Gebieten Amerikas – heute ein beliebtes Gemüse mit harntreibender Wirkung.
Kartoffeln – aus Peru (Inkareich) – von den Spaniern nach Europa gebracht.

* Zu Studien über Heilpflanzen:
Die Kommission E:
Die Kommission E ist eine Expertenkommission, die 1978 vom damaligen Bundesgesundheitsamt (heute Bundesinstitut für Arzneimittel und Medizinalprodukte) gegründet wurde. Dies ist eine Sachverständigenkommission, die interdisziplinär zusammengesetzt ist aus 7 verschiedenen Bereichen des Gesundheitswesens. Sie sollte wissenschaftliches Erkenntnismaterial zu Wirksamkeit und Unbedenklichkeit einer Arzneipflanze und das gesammelte Erfahrungswissen darüber überprüfen und daraus eine Art Steckbrief (eine sog. Monografie)

für jede dieser Pflanzen erstellen. Waren die Voraussetzungen erfüllt, wurden die Pflanzen positiv monografiert, d. h. mit einer genauen Empfehlung für die Anwendungsbereiche verabschiedet. Dieser Gesetzestext klingt daher sehr wissenschaftlich.

Bewertungsschlüssel:
Positivmonographie (M) für Pflanzen, für die in klinischen Studien die angegebene Wirkung bestätigt werden konnte und bei denen keine oder allenfalls geringe, vertretbare Nebenwirkungen auftraten.
Negativmonographie (N) für Pflanzen, bei denen die Nebenwirkungen überwiegen, sodass von einer Anwendung als Heilpflanze abgeraten werden muss oder weil das wissenschaftliche Erkenntnismaterial im naturwissenschaftlichen Sinne nicht ausreichend war.
Nullmonographie (O) für Pflanzen, für die eine *volksmedizinisch* beschriebene Wirkung noch nicht ausreichend belegt werden konnte, bei denen aber auch keine schädliche Wirkung auftritt. Sie können ohne Weiteres z. B. in Teemischungen zur Verbesserung von Aussehen, Geruch und Geschmack verwendet werden.

Seit 1978 bis 1995 sind für 378 Heilpflanzen Monographien erstellt worden, die teilweise sogar schon wieder überarbeitet wurden. 208 Heilpflanzen sind positiv bewertet worden, für 133 der bewerteten Pflanzen haben sich Null- oder Negativmonographien ergeben.
Seit 1995 ist die Monographierung der Pflanzen abgeschlossen. Nachbesserungen werden aber ständig vorgenommen für Arzneimittel, die die Zulassung noch nicht erreicht haben. Die Frist zur Zulassung wurde bis 2008 verlängert. Wurden bis dahin keine ausreichenden Unterlagen für eine Nachzulassung eingereicht, dürfen die Produkte nicht mehr weiter vertrieben

werden.
„Schlupfloch" für die Hersteller ist zurzeit die Zulassung eines Fertigarzneimittels als Medizinprodukt oder Nahrungsergänzungsmittel.

Leider können sich die kleineren Anbieter von Arzneipflanzen die aufwendigen Versuche für eine Zulassung nicht leisten. Deshalb sind viele Medikamente nicht mehr lieferbar, da keine genauen Studien vorliegen.

- Arzneimittel (Phytopharmaka) müssen zugelassen sein wie jedes andere Medikament auch! Homöopathische Mittel nicht!
- Wenn die Zulassung ohne Wirksamkeitsnachweis erfolgt, dann muss die Bezeichnung „traditionell angewendet als ..." angeführt werden oder
- das Mittel kommt als Nahrungsergänzungsmittel auf den Markt.

Aktuelle Situation:
Die Monographien der Kommission E haben inzwischen wissenschaftliche Bestätigung erfahren. Seit 1992 erstellt die EU eigene Monographien, sog. ESCOP-Monographien, die internationale Gültigkeit haben. Ziel ist es, den wissenschaftlichen Status der Phytotherapie weiterzuentwickeln. Mehr als 100 Monographien sind erstellt worden, weitere sind in Bearbeitung. Sie sind wesentlich ausführlicher und wurden um die Besonderheiten anderer Länder ergänzt. Es besteht eine weltweite Zusammenarbeit mit phytotherapeutischen Einrichtungen anderer Länder. Jetzt gibt es auch eine „online"-Version bzw. Datei (über die Webseite der ESCOP erhältlich). Viele weitere neue Monographien und Aktualisierungen früherer Monographien sind in Überarbeitung.

* Zu Paracelsus:
Theophrastus Bombastus von Hohenheim, genannt Paracelsus

(*1493 von Egg, Kanton Schwyz, †1541 in Salzburg) war Arzt, Alchemist, Astrologe, Mystiker, Laientheologe und Philosoph.

Das Wissen und Wirken von Paracelsus gilt als überaus umfassend. Seine Heilungserfolge waren legendär, trugen ihm aber auch erbitterte Gegnerschaft durch etablierte Mediziner und Apotheker ein, zusätzlich verschärft durch die oft beißende Kritik seitens Paracelsus an der vorherrschenden Lehrmeinung und der bloßen Bücherweisheit damaliger medizinischer Gelehrter.

Paracelsus war ein Freigeist, der die Autoritäten angezweifelt hat. Er war der Meinung, dass der Arzt in die Natur gehen sollte.

Er war Radikalist. Er hat seine Vorlesungen in Deutsch und nicht in Latein gehalten! Er hat die Werke von Galen und Hippokrates verbrannt. Musste fliehen, um nicht als Ketzer verbrannt zu werden.

Ich beginne meine Kräuterführungen und -kurse meist mit den Versen aus Sirach 38, 1 – 9:
Gib dem Arzt die gebührende Ehre; denn du brauchst ihn und der Herr hat seinen Berufsstand eingesetzt.
Gott, der Höchste, gibt dem Arzt das Wissen und der König belohnt ihn mit Geschenken.
Sein Können gibt ihm großes Ansehen, sogar mächtige Leute bewundern ihn.

Der Herr bringt auch die Heilmittel aus der Erde hervor. Ein

vernünftiger Mensch wird deshalb nicht zögern, sie zu gebrauchen.
Hat nicht ein Stück Holz einmal bitteres Wasser trinkbar gemacht und dadurch Gottes Macht erwiesen?

Gott hat den Menschen das Wissen um diese Heilmittel gegeben, damit sie ihn für seine Wunder preisen.
Durch sie heilt er die Menschen und lindert ihre Schmerzen; der Apotheker bereitet eine Mischung daraus.

Gottes Schaffen ist nicht zu Ende; von ihm kommen Gesundheit und Wohlbefinden für die Menschen auf der ganzen Erde.
Mein Sohn, wenn du krank wirst, nimm es nicht auf die leichte Schulter! Bete zum Herrn, er wird dich wieder gesund machen.

Darin sind die vier Dinge genannt, die zum Heilen und Gesundwerden beitragen. Der Arzt, die Kräuter und Heilmittel, der Apotheker und das Gebet. Wobei die Heilmittel, die aus der Erde kommen ja nicht nur die Kräuter meinen, sondern auch das, was man als Gewachsene Arznei bezeichnen kann. Dies soll heißen, dass der Mensch nicht zwischen Nahrungsmitteln einerseits und Arznei/Kräutern andererseits unterscheiden soll. Die Nahrung soll ihm auch als Arznei dienen, und zwar möglichst naturbelassen, so wie sie aus der Erde wächst. Besonders geschätzt ist danach der Arzt, der dem Menschen das Wissen um die „gewachsene Arznei" weitergibt, wie z. B. Hippokrates*. Von ihm stammt die Aussage:

„Eure Nahrungsmittel sollen eure Heilmittel, und eure Heilmittel sollen eure Nahrungsmittel sein."

*Der Grieche Hippokrates (460 – 370 v. Chr.), war ein bedeutender Wanderarzt, der auf der Insel Kos gelebt hat. Er hat alle seine Erkenntnisse niedergeschrieben und gilt als geistiger Va-

ter der modernen Medizin. Bekannt auch durch den Eid des Hippokrates, den die Ärzte schwören.
Seine Empfehlungen für die Gesundheit waren Heilpflanzen, Wasser, frische Luft und leichte Kost.
Als Arzt sah Hippokrates seine Hauptaufgabe darin, die Kräfte des Körpers durch eine natürliche Ordnung und eine günstige Ernährungsweise zu erhalten und zu stärken. Vehement trat er für eine richtige Ernährung ein, da er in einer falschen Ernährung eine der Hauptursachen der körperlichen Disharmonie sah.

Die Bibel bestätigt in Hes. 47.12 diese Aussage:
„Und an dem Strom werden an seinem Ufer auf beiden Seiten allerlei fruchtbare Bäume wachsen; und ihre Blätter werden nicht verwelken und mit ihren Früchten hat es kein Ende. Sie werden alle Monate neue Früchte bringen; denn ihr Wasser fließt aus dem Heiligtum. Ihre Früchte werden zur Speise dienen und ihre Blätter zur Arznei."

Jak. 5.14 – 16
„Wenn jemand von euch krank ist, soll er die Gemeindeleiter zu sich rufen, damit sie für ihn beten und ihn im Namen des Herrn mit Öl salben.
Wenn sie im festen Vertrauen beten, wird der Herr dem Kranken helfen. Er wird ihn aufrichten und ihm vergeben, wenn er Schuld auf sich geladen hat.
Bekennt einander eure Schuld und betet füreinander, damit ihr geheilt werdet. Das Gebet eines gerechten Menschen hat große Macht und kann viel bewirken."

1. Korinther 3.7
„So ist nun weder der etwas, der pflanzt, noch der begießt, sondern Gott, der das Gedeihen gibt."

Heute gibt es keine Grenzen des Machbaren mehr?

Landwirte begnügen sich schon lange nicht mehr damit, zu pflanzen und zu begießen. Das Saatgut ist häufig genmanipuliert, die Böden werden mit Pestiziden und Insektiziden versorgt, um das Gedeihen zu sichern und den Ertrag zu steigern. Das hat allerdings dazu geführt, dass wir unseren Lebensmitteln nicht mehr ohne Weiteres trauen können, und dass auch Insekten immer mehr aussterben.

In den Städten sollen viele Überwachungskameras für Sicherheit sorgen. Doch sicher ist nur, dass wir so immer kontrollierbarer werden. Zahllose Angebote gibt es, das eigene Leben besser in den Griff zu bekommen. Doch zugleich fühlen sich immer mehr Menschen ausgebrannt und leer-gelaufen. Der Machbarkeitswahn, der unsere Zeit beherrscht, hat in vieler Hinsicht gefährliche Folgen.

Dagegen steht die biblische Einsicht: Es ist Gott, der das Leben schafft und erhält, der Wachstum und Gedeihen schenkt. Das soll uns nicht nur vor dem Hochmut warnen, wir hätten Erfolg und Sicherheit in der Hand. Eine Überheblichkeit, die sich mit Stolz verbindet, und verächtlich auf vermeintlich Unfähige blickt.

Es soll uns vor allem entlasten! Wir dürfen es glauben: Gott schenkt das Gedeihen. Er lässt uns zum Ziel kommen. Wir müssen nicht alles selber lösen. Manches mag sich klären, wenn wir uns nur von ihm gehalten wissen und ihn wirken lassen. Oft ist das Vertrauen hilfreicher als unser Eingreifen.

Vater im Himmel, schenke uns die Gelassenheit, dir zu vertrauen.

Das waren nur einige Beispiele dafür, wie Gott auch in unsere Zeit hineinspricht, ganz praktisch und modern und – es gibt zu jeder Lebenssituation Gottes Anweisungen in der Bibel, sogar für den Schimmel an Häusern (3. Mose 14 ab Vers 33). Man muss Sie nur lesen und umsetzen.
Was ist mein Anteil an diesen Bemühungen? Wo kann ich, Gabriele Rosenzopf, helfen, aufklären und unterstützen. Gott heilt – manchmal durch Wunder – Er hat nicht nur Jesus gesandt, er hat alle Christen, also auch mich gesandt (Heilungsauftrag) und mir die Vollmacht gegeben, das zu tun, was Jesus getan hat – nämlich zu heilen und Hände aufzulegen.
Mk 6. 7 + 12,13
Und er rief die Zwölf herbei; und er fing an, sie zu zwei und zwei auszusenden, und gab ihnen Vollmacht über die unreinen Geister. 12 Und sie zogen aus und predigten, dass sie Buße tun sollten; 13 und sie trieben viele Dämonen aus und salbten viele Schwache mit Öl und heilten sie.

Wir haben von Jesus die Vollmacht, Kranken die Hände aufzulegen, Satan in seinem Namen zu bannen und zu heilen.
Apg: 10.38
Und ihr wisst auch, dass Gott Jesus von Nazareth mit dem Heiligen Geist und mit Kraft gesalbt hat. Er zog umher, tat Gutes und heilte *alle*, die vom Teufel bedrängt waren, denn Gott war mit ihm.
Mk. 16.18
Schwachen werden sie die Hände auflegen, und sie werden sich wohl befinden.

Sie salbten mit Öl! Das ist das Stichwort für die Ätherischen Öle. Die Bibel spricht von Salbölen. Der Salbenbereiter war ein sehr angesehener Berufszweig. Er hatte besondere Kenntnisse und Überlieferungen, was aus den Bemerkungen … nach der Kunst des Salbenmachers hervorgeht.

Die Aromatherapie wurde schon vor Jahrtausenden praktiziert und war lange Zeit in Vergessenheit geraten.
Dass ätherische Öle schon ca. 5000 Jahre vor Christus benutzt wurden, beweist ein Fundstück aus Mesopotamien, ein Destilliergerät zur Herstellung von Essenzen. Auch in Ägypten fand man im Grab des Tut-ench-Ammon 4000 v. Chr. einen Calcittopf mit einer fettartigen Substanz, bestehend aus Weihrauch und anderen Ölen, die auch noch einen schwachen Duft abgaben.

Und die Babylonier parfümierten sogar den Mörtel, mit dem sie Ihre Tempel bauten, mit Zedernholz-, Myrte- und Zypressen-Öl. Das sind Öle, die auch heute noch therapeutisch genutzt werden.

Wann und wer wurde gesalbt?
Wohlriechende Salben wurden bei den Israeliten hochgeschätzt. (Spr. 27.9 „Öl und Räucherwerk erfreuen das Herz, und die Süße des Freundes kommt aus dem Rat der Seele", Hohe Lied 1.3:
„An Duft gar köstlich sind deine Salben; ausgegossenes Salböl ist dein Name. Darum lieben dich die Mädchen". Jes. 39.2 „... und zeigte ihnen sein Schatzhaus: das Silber und Gold, Balsamöle und das edle Öl ...") Man brauchte die Öle zur täglichen Körperpflege, beim Frisieren und zum Reinigen und Parfümieren der Haut.

Das Unterlassen des Salbens war ein Zeichen von Trauer oder Buße (Dan. 10.3 „Kostbare Speise aß ich nicht, und weder Fleisch noch Wein kamen in meinen Mund; und ich salbte mich nicht, bis drei volle Wochen um waren.")

Wenn man das Haupt mit Öl salbte, ehrte man in neutestamentlicher Zeit die Gäste. Jesus wurde mehrfach von Frauen mit Öl gesalbt, die damit ihre Liebe und Dankbarkeit zum Ausdruck brachten (Lk. 7.38 „… Dann küsste sie seine Füße und salbte sie mit dem Salböl“, Mt. 26.7 „als aber Jesus in Betanien war, im Hause des Simon, des Aussätzigen, kam eine Frau zu ihm, die ein Alabasterfläschchen mit sehr kostbarem Salböl hatte und goss es aus auf sein Haupt, als er zu Tische lag.“)

Die gewöhnliche Salbe war Olivenöl mit Zusatz von Duftstoffen, wie Narde und Myrrhe.
Alabastergefäße wurden verwendet, weil sie kein Licht durchlassen. Denn die Öle und Balsame sind lichtempfindlich. Wir verwenden heute Braunglasflaschen und Salbenkruken aus PP (Polypropylen ohne Weichmacher).

Aber auch in der Medizin fanden Salben Verwendung. Es gab Öl und Balsam zur Wundheilung
wie in Off. 3.18 berichtet („… und Augensalbe, deine Augen zu salben, damit du siehst.“) und es wurde mit Öl gesalbt im Zusammenhang mit Gebetsheilungen. Mk. 6. 13 „und sie zogen aus und predigten, dass sie Buße tun sollten und sie trieben viele Dämonen aus und salbten viele Schwache mit Öl und heilten sie.“

Außerdem kamen Salben beim Herrichten von Toten und beim Begräbnis zur Verwendung
(2. Chron. 16.14: „Man legte ihn (König Asa) auf ein Lager, das man angefüllt hatte mit Balsamöl und Arten von Salben, gemischt nach der Kunst der Salbenmischung …“)

In 1. Mose 50.2-26 bedeutete „Salben“ die ägyptische Kunst des Einbalsamierens.
Die Methoden waren sehr unterschiedlich.
Johannes 19, 39-40 berichtet, dass Jesus gesalbt wurde „es kam aber auch Nikodemus, der zuerst bei Nacht zu Jesus gekommen

war, und brachte eine Mischung von Myrrhe und Aloe, etwa 100 Pfund. Sie nahmen nun den Leib Jesu und wickelten ihn in Leinentücher mit den wohlriechenden Ölen, wie es bei den Juden zu bestatten Sitte ist.

Dann wurden auch Könige, Propheten und Priester gesalbt, um sie für ihre Aufgabe zu weihen und zuzubereiten. So wurde Elia von Gott angewiesen, Elisa zu seinem Nachfolger zu salben. In Lk. 4.18 sagt Jesus, dass er, der Christus, der Messias, der Gesalbte durch den Hl. Geist zum Propheten, Priester und König gesalbt worden ist. Und wie er sind auch seine Jünger mit dem Geist gesalbt.

Der Brandopferaltar, die Stiftshütte und die übrigen Gegenstände wurden mit dem heiligen Salböl, das ich oben erwähnt habe, gesalbt.

Sie sehen, dass das „Salben" mit Ölen eine lange Tradition in der Bibel hatte. In der Welt hatte es diese Bedeutung vorerst nicht. Das Parfümzeitalter wurde erst eingeläutet, als man im 18. Jh. anfing, Perücken, Kleidung und Wäsche zu parfümieren, da das Waschen des Körpers als ungesund galt. Um 1700 gab es in Deutschland schon Duftkompositionen wie Engelswasser, Eau impériale, Farina aqua mirabilis. Johann Maria Farina (1685 – 1766) brachte die Kunst des Destillierens von Alkohol und Kräutern nach Köln. Das ermöglichte ihm, seine Düfte mit neuartigem, reinem, hochprozentigem Alkohol zu mischen. Das „Kölnisch Wasser" war geboren! Es war nicht nur in der breiten Bevölkerung beliebt, sondern auch Ärzte stellten fest, dass man damit so manches Leiden kurieren konnte. 1867 war ein Konkurrenzprodukt, das Eau de Cologne mit der Hausnummer 4711, in der Kölner Glockengasse eine große Attraktion auf der Pariser Weltausstellung.

1829 wurde in Leipzig die weltweite Riechstoffindustrie angestoßen durch die Gründung der Firma Spahn & Büttner aus der später Schimmel & Co., Fabrik ätherischer Öle, Essenzen und chemischer Präparate, hervorging. Sie beauftragte Eduard Gildemeister und Friedrich Hoffmann 1899 mit dem Werk „Die Ätherischen Öle“. Es wurde berühmt und vielfach ergänzt. Über 1.370 ätherische Öle werden darin genau beschrieben.

Jetzt wurde auch dank der neuen Kenntnisse und Apparaturen in den chemischen Laboren untersucht, wie ätherische Öle eigentlich wirken. Nun war es kein weiter Weg mehr zur medizinisch orientierten Aromatherapie. Diesen Begriff verwendete der französische Arzt René-Maurice Gattefossé (1881 – 1959) für sein Buch, das 1937 in französischer Sprache erschien. Er gilt als Vater der Aromatherapie. 1910 hatte er einen mittlerweile berühmten Unfall, bei dem er sich Hände und Kopfhaut bei einer Explosion im Labor verbrannte. Die Wunden infizierten sich und er erinnerte sich an das Wundermittel „Lavendel“. Im Selbstversuch konnte er die keimtötenden und heilenden Wirkungen am eigenen Körper studieren.
Im 1. Weltkrieg wurde die antiseptische Wirkung der ätherischen Öle bei Kriegsverletzungen erprobt, da es kaum andere Medikamente und Heilmittel mehr gab, die den Soldaten Linderung brachten. 1918 produzierte Gattefossé eine keimtötende Seife auf der Basis von ätherischen Ölen. Damit wurden die Verbandsmaterialien und Kleidungsstücke gewaschen. Ab 1923 konzentrierte sich Gattefossé ausschließlich auf die medizinische Seite der duftenden Öle und arbeitete vermehrt mit Ärzten und Krankenhäusern zusammen. Bis zu seinem Tod betreute er mit seinem Bruder Jean in Marokko neue Anbauprojekte. Die Firma Gattefossé befindet sich immer noch in Lyon.

Jean Valnet (1920 – 1995) war ein Schüler von Gattefossé. Er studierte Medizin in Lyon und wurde 1945 Armeearzt. Er pflegte im Indochinakrieg (1946 – 1952) als Chirurg die Verwundeten mit ätherischen Ölen und erzielte große Heilungserfolge. 1954 erhielt er die Medaille für wissenschaftliche Arbeiten. Auch er veröffentlichte ein Buch über Aromatherapie, das internationale Beachtung fand.

Eine weitere Schülerin war Marguerite Maury (1885 – 1968). Sie lernte während ihrer Zeit als chirurgische Assistentin im Elsass die Aromatherapie kennen und lieben und forschte gemeinsam mit dem homöopathischen Arzt Dr. Maury. Sie schrieben zusammen Bücher und versuchten in den Vierzigerjahren, nachzuweisen, wie ätherische Öle auf das Nervensystem wirken. Sie gab Seminare in ganz Europa und eröffnete Aromatherapie-Kliniken in Paris, in der Schweiz und in Großbritannien.

Trotz dieser vielfältigen wissenschaftlichen Belege war die Aromatherapie in Deutschland nicht sehr bekannt und hatte bei Christen ein sog. „Gschmäckle“, wie man im Schwäbischen sagt. Ich nehme an, das ist dem Einsatz der Öle in der Frauenbewegung, der Hippie-Zeit, in den 60er und 70er Jahren geschuldet. Dort wurden die Öle nämlich zweckentfremdet als Aphrodisiaka. Es wurde viel Missbrauch getrieben und es brauchte Jahrzehnte, den Ruf der Öle, besonders als Heilmittel, wieder herzustellen.
Die kontrollierte Anwendung von natürlichen ätherischen Ölen ist erfolgreich bei etwa
95 % der Infektionen
75 % der psychischen, nervlichen und hormonellen Störungen
50 % der äußerlichen Entzündungen, Hauterkrankungen und Allergien
25 % der Stoffwechselerkrankungen

Was sind nun eigentlich diese Wunderwerke der Natur?
Eigentlich nichts anderes als pflanzliche Inhaltsstoffe, wie z. B. Flavonoide, Glycoside, Schleimstoffe, Gerbstoffe, Bitterstoffe, etc. und haben daher keinerlei esoterischen Bezug. Gott hat verschiedenen Pflanzen, besonders denen, die einen Duft besitzen, diese Inhaltsstoffe gegeben, damit sie der Mensch sich zu Nutzen machen kann. Es ist immer ausschlaggebend, was der Mensch aus den Geschenken Gottes macht. Er kann sie für Heilsames oder für die Esoterik einsetzen. Durch Jesus haben wir die Wahl.

Auch bei der Gewinnung ist nichts Übernatürliches dabei: Kleinste Öltröpfchen, eingelagert in den Öldrüsen der Pflanze, werden durch Dampfdestillation oder Expression (Kaltpressung) und Extraktion, heute mittels flüchtigen Lösungsmitteln wie Hexan, gewonnen.
Heraus kommen farblose oder farbige Flüssigkeiten von unterschiedlicher Konsistenz, die fettlöslich, aber nicht wasserlöslich sind.
Oft sind es gerade die winzigen Spuren einer Substanz, die bestimmte Duftnuancen und eine spezielle Wirkung ausmachen.

Öle der Pflanzen

Die ätherischen Öle der Pflanzen sind etwas ganz Besonderes. Hier einige therapeutische Besonderheiten:

Die Düfte (Gerüche) gehen direkt ins Limbische System – ohne im Neocortex und damit durch das Bewusstsein kontrolliert zu werden.
Sie können deshalb schon nach 0,2 Sek. bei Störungen des Bewusstseins, wie Koma, Demenz, Epilepsie, Autismus und psychiatrischen Problemen eine wichtige Reaktion im limbischen System hervorrufen: Nämlich eine

- regulierende Reaktion z. B. gegen Angst, Stimmungsschwankungen, Wechseljahresprobleme, etc. Der Hypothalamus wird angeregt und sondert unterschiedliche Botenstoffe ab (Bergamotte, Geranie, Rosenholz, Weihrauch).

- Gedächtnisstärkende, geistig anregende Reaktion. Die Öle greifen in Amygdala und Hypocampus ein und regen die Ausschüttung verschiedener Substanzen in den Blutkreislauf an. Dies ist vor allem bei Zitrone der Fall, aber auch bei schwarzem Pfeffer, Pfefferminze und Rosmarin.
Wirkung: geistige Erschöpfung, Konzentrationsprobleme, Gedächtnisschwäche.

- Beruhigende Reaktion durch die Anregung des Raphus Nucleus zur Serotonin-Ausschüttung (Kamille, Lavendel, Majoran, Neroli). Dies bewirkt körperliche und seelische Entspannung und Beruhigung. Hilft bei

Angst, Stress, Schlaflosigkeit, seelischer und körperlicher Anspannung, Ärger, Zorn, Groll und Reizbarkeit. Serotonin ist ja ein Gegenspieler des Adrenalins!

- Stärkende, kräftigende Reaktion durch die Freisetzung von Nor-Adrenalin. Effekt: körperliche, seelische und geistige Anregung, d. h. mehr Aktivität und erhöhte Konzentration. Wirkt gegen Antriebsschwäche, Langeweile, Trägheit, Abwehrschwäche. (Cardamom, Wacholderbeere, Lemongras, Rosmarin)

- Stimmungshebende Reaktion durch Anregung des Thalamus, körpereigene Opiate (Enzephaline) auszuschütten. Effekt: Wohlfühlen, Stimmungsanhebung. Hilfe gegen Melancholie und Stimmungsschwankungen. Auch eine Schmerzstillung und leichte Euphorie ist möglich! (Muskatellersalbei, Grapefruit, Rose, Jasmin)

Ich setze die Ätherischen Öle vor allem bei meinen Massagen ein, zum einen bei der Aroma-Massage, für die ich spezielle Ölmischungen herstelle. Je nach Wunsch und Befindlichkeit des Klienten mische ich für entspannende Massagen z. B. die ätherischen Öle Benzeo Siam, Bergamotte, Bergamottminze, Blutorange, römische Kamille und Lavendel oder auch Melisse in Jojobaöl in 2%iger Konzentration. Sie werden meistens abends angewandt, da sie auch schlaffördernd sind.
Christen bevorzugen meist biblische Öle. Dann ist in der Mischung auch Weihrauch, Narde und Myrrhe enthalten.

Zum anderen für Massagen, die entstauend und lymphanregend wirken. Da sind z. B. Mischungen aus Wacholder, Wiesenkönigin, Grapefruit, Lorbeer, Orange, Zypresse in Mandelöl oder Jojobaöl wirksam. Sie helfen gegen Krampfadern und Lymph-

stauungen und nehmen das Spannungsgefühl.
Ist jemand erkältet oder spürt, dass eine Erkältung sich anbahnt, dann helfen z. B. Eukalyptus, Fichtennadel, Galbanum (biblisches Öl), Niauli, Salbei, Latschenkiefer, Weihrauch (biblisches Öl), Zitrone. Liegt zudem ein hartnäckiger Husten vor, dann kommt vorwiegend Thymian CT. Linalool, Salbei und Schafgarbe dazu. Diese Mischungen gebe ich den Klienten auch mit – sie werden abends vor dem Schlafengehen auf die Fußsohlen aufgetragen. Von dort aus gehen sie schnell in den Blutkreislauf über und sind extrem wirksam. Beweis für die Wirkung von ätherischen Ölen auf der Fußsohle – hier am Beispiel des ätherischen Öls des Knoblauchs.
Knoblauch auf die Fußsohle reiben, nach weniger einer halben Stunde riecht man aus dem Mund!

Notfallapotheke

In die Notfallapotheke gehören die ätherischen Öle Immortelle, Cistrose und Lavendel.
Ich trage sie immer in meinem Verbandszeug im Rucksack mit.
Die *Immortelle* wirkt Hämatomen entgegen, sog. blauen Flecken. Auch zunächst unsichtbare Sportverletzungen (Prellungen, Zerrungen, Verstauchungen) sollten so schnell wie möglich mit einigen Tropfen purem Immortellenöl behandelt werden. Die betroffenen Stellen schwellen dadurch nicht so stark an und schmerzen kaum mehr.
Die *Cistrose* schließt Wunden nach dem Auftragen von 1 – 2 Tropfen des reinen ätherischen Öls von einem zum anderen Augenblick und sie verheilen schnell. Schon bei Kindern ab drei Jahren kann man es lokal anwenden.
Das Öl wirkt stark antiviral und wird deshalb in Frankreich bei Kinderkrankheiten eingesetzt (Windpocken, Röteln, Keuchhusten).
Das *Lavendel*-Öl wirkt schmerzstillend, wundheilend, vernarbungsfördernd, gegen Brandwunden, unterstützt das Lymphsystem, ist antiinfektiös, antiseptisch und fungizid.

Das ist nur ein kleiner Auszug meines Repertoires. Ich stelle für jede Klientin oder jeden Klienten eine spezielle Mischung her. Für die Fastenden ebenso, wie für Menschen, die sich basisch ernähren. Eine besondere Herausforderung sind Schwangere, da ich für diese einige Öle nicht verwenden darf, da sie geburtsbegünstigend sind. Außerdem ist allgemein Vorsicht geboten, weil Massagen grundsätzlich die Geburt einleiten können.

Das Besondere an den ätherischen Ölen ist, dass sie immer körperlich und seelisch wirken. Das ist dann noch eine zusätzliche Herausforderung für mich, ein Öl einzusetzen, das für das körperliche Leiden passt und evtl. die Psyche ebenfalls unterstützt.

Gegen Viren, jetzt ganz aktuell in der Corona-Pandemie, helfen die Öle Ackerminze, Basilikum, Bay-Öl, Bergamotte, Bergamotteminze, Cajeput, Cardamom, Cistrose, Elemi, die Eukalyptusarten: globulus, citriodora und radiata; Galbanum, Ho-Blätter, Immortelle, Ingwer, Kampfer, Koriander-samentÖl, Lavendel, Linaloeholz, Litsea, Lorbeer-Öl, Majoran, Melisse, Myrrhe (bibl. Öl), Myrte (bibl. Öl), Nelken-Öl, Niauli, Palmarosa, Pfefferminzöl, Ravintsara, Riesentanne, Rose, Rosen-geranie, Rosenholz, Rosmarin, Salbei, Sandelholz, Teebaum, Thymian off., Thymian Thymol, Weihrauch, Weißtanne, Wiesenkönigin, Ysop, Zimt, Zitrone, Zitronenbasilikum. Das sind doch eine ganze Reihe Öle, die vorbeugend eingesetzt werden könnten. Entweder in der Duftlampe, um die Raumluft zu klären oder auch als zusätzlicher Schutz, auf die Maske gesprüht.

Natürlich kann ich die antiviral wirkenden Öle auch für Herpes-Viren einsetzen oder bei Gürtelrose, die ja auch von Viren ausgelöst wird. Hier gibt es spezielle Mischungen, die sehr gut wirken. Die Rezepte gebe ich aber nicht preis, da mit den Ölen auch viel falsch gemacht werden kann. Es gibt ausgebildete Aromapraktikerinnen und -therapeutinnen, die weiterhelfen können.

Die gefürchteten MRSA-Keime in Krankenhäusern wären sehr viel besser in den Griff zu bekommen, wenn der Keim mit Thymian ct. Thymol* behandelt würde.
Thymian ct. Thymol hat eine stark keimtötende Wirkung und

ist auch noch in tausendfacher Verdünnung wirksam.
Die Desinfektionskraft von Thymol übertrifft das synthetisch hergestellte Phenol (Karbol) um das 25-fache!
Darüber hinaus wirkt das Thymian-Thymol-Öl sehr schmerzstillend und entzündungshemmend und ist besonders stark bei Atemwegserkrankungen (Vorsicht: stark hautreizend, nicht für Kleinkinder und nicht in der Schwangerschaft anwenden.)

*Bei den Thymian-Pflanzen unterscheiden wir verschiedene Chemotypen, die sich – standortbedingt – in ihren Inhaltsstoffen unterscheiden. Der Thymian Thymol-Typ ist ein kräftiger Thymian mit starker Wirkung, schon in geringer Dosierung. Der Thymian CT. Linalool-Typ, der sog. Kinderthymian, duftet zitronig und ist ausgesprochen gut verträglich. In seiner Wirkung ist er weniger intensiv als der Thymian Thymol. Deshalb gibt es keine Warnhinweise.

Für mein Massageöl bei der Dorn-Breuss-Massage verwende ich als Grundsubstanz Johanniskrautöl (Rotöl) mit den ätherischen Ölen Latschenkiefer, Lavendelsalbei, Rosmarin off., Wacholder, Wiesenkönigin und Riesentanne. Das sind Öle, die entspannend auf die Muskulatur wirken. Außerdem sind sie schmerzlindernd, lösend bei Verspannungen, wirken entstauend und beruhigend.

Die Dorn-Breuss-Massage:
Mit der Breuss-Massage wird die Muskulatur beruhigt und entspannt. Die anschließende DORN-Massage ist eine sanfte Wirbel- und Gelenkmassage, die Rücken und Gelenke wieder ins Lot bringt. Das verwendete Johanniskraut-Öl und ätherische Öle verstärken die Wirkung noch.

Das Wichtigste zum Schluss:
Vor den Massage-Tagen bringe ich jeden Klienten vor Gott

und bitte ihn um Unterstützung bei der verantwortungsvollen Tätigkeit. Ich bitte ihn auch um Weisheit in der Auswahl der Anwendungen und Methoden. Braucht der Klient zusätzlich noch Schröpfköpfe zur Förderung der Durchblutung oder Gymnastik-Tipps für seine Rücken- oder Nackenbeschwerden, muss ich die Faszien lockern oder braucht er Gespräch oder Beratung? Gott führt mich durch die einzelnen Massagen und gibt mir die richtigen Anwendungen. In der Regel ist der Klient dann sehr zufrieden und oft kann ich zu seiner Heilung beitragen. Für diese Gabe bin ich sehr dankbar.

Um das Thema Ätherische Öle abzuschließen, warne ich ausdrücklich davor, ohne entsprechende Ausbildung oder Fortbildung mit den ätherischen Ölen zu arbeiten.

Fasten

Ich habe das Thema Fasten bereits erwähnt.

Fasten – weil's Körper und Seele guttut. Ich arbeite, wo es geht ganzheitlich und das Fasten ist auch ganzheitlich zu verstehen. Es dient nicht nur dem Abnehmen, es umfasst viel mehr:

Fasten heißt: Nichts essen, nur trinken, und zwar basische Kräutertees, Wasser ohne Kohlensäure und salzlose Gemüsebrühe. Das klingt jetzt sehr spartanisch, aber das ist Fasten. Natürlich kann ich, wie es in „7 Wochen ohne", einer Aktion der Landeskirche, empfohlen wird, auf verschiedene Dinge verzichten, aber das ist nicht Fasten.

Es gibt Saftfasten, Molkefasten, Basenfasten, Früchtefasten, Fasten von verschiedenen Konsumgütern, Fasten von medialer Überflutung, Fasten als Befreiung von Körperfett und überflüssigen Pfunden, Fasten von verschiedensten Suchtmustern (Rauchen, Süßigkeiten, Alkohol, Arbeit, Drogen).

Das ist aber nicht Fasten!
Gemeinsam ist allen Möglichkeiten, dass man sich einen löblichen Verzicht vornimmt und (vielleicht) auch durchhält, danach aber weitermacht wie bisher. Es fehlt die „innere Erneuerung", die ganzheitliche Erneuerung.

Ich biete ein Fasten an, das sich an dem großen Fastenarzt Buchinger orientiert – mit kleinen Abweichungen.
Beim Fasten regeneriert sich der Stoffwechsel und die Selbstheilungskräfte werden angeregt.

Der Körper scheidet Giftstoffe und unverträgliche Substanzen aus und gewinnt wieder neue Energie. Es muss nichts mehr verdaut werden und so können sich Magen und Darm erholen. Ein Nebeneffekt ist die schrittweise Normalisierung des Blutdrucks und der Zuckerwerte. Der Klient fühlt sich leichter, was sich auch auf der Waage auswirkt. Die Verdauungsarbeit fällt weg, wir haben mehr Energie zur Verfügung und das sind 30 – 35 %!

Ich genoss bei meinen eigenen Fastenzeiten, die sich über 2 – 3 Wochen erstreckten, dass ich plötzlich viel Zeit übrig hatte. Das Einkaufen und Kochen fiel weg und ich hatte Zeit für mich.

Das Fasten wird unterstützt mit Bewegung an der frischen Luft*, Atemübungen*, Körper bürsten*, Leberwickel*, Entspannung*, Massagen* und kleinen Kneipp'schen Anwendungen*. Das alles trainiert das Immunsystem und macht unempfindlicher gegen Erkältungen und andere Mißbefindlichkeiten. Ein wichtiger Aspekt in der Corona-Pandemie!

Die Tipps für die Ernährungsumstellung und die richtige Aufbaukost nach dem Fasten sind ausschlaggebend für den Erfolg einer Fastenkur. Sie haben ja gefastet, um ein Ziel zu erreichen. Es wäre doch schade, wenn Sie das Erreichte wieder aufs Spiel setzen, durch ein Weitermachen wie vor dem Fasten. Nur durch Einüben der neuen Verhaltensweisen haben Sie einen langanhaltenden Mehrwert an Gesundheit für Körper, Geist und Seele.

*zu Bewegung an der frischen Luft
Wir machen jeden Tag, bei jedem Wetter einen Morgengang, der den Körper aktiviert und den Kreislauf stabilisiert.
Wir fühlen uns im Fasten morgens oft schwach, der Kreislauf

ist im Keller, und das Denken will auch nicht so recht klappen. Da gibt's nur eins, raus an die frische Luft und in den Wald. Es geht ein wenig bergauf, die Atmung intensiviert sich und schon bald fühlen wir uns fitter. Die Kräuter am Wegesrand sind auch interessant, sie begegnen uns vielleicht im Morgentee wieder. Wir machen Venengymnastik, um den Kreislauf in Schwung zu bringen und Krampfadern vorzubeugen und kommen in großem Bogen wieder zurück zum Lindenhof. Dort heißt es Schuhe und Socken ausziehen und

*Taulaufen, eine Kneipp'sche Maßnahme. Taulaufen wirkt kreislaufanregend, durchblutungs-fördernd, venenkräftigend, immunsystemstärkend, ableitend bei Kopfschmerzen und abhärtend. Durch den Morgengang sind unsere Füße warm und wir laufen durch das taufeuchte Gras, bis die Füße wehtun. Es kostet schon etwas Überwindung! Dann werden warme Wollsocken über die taufeuchten Füße gezogen (nicht abtrocknen!). Wir spüren dankbar die wohlige Wärme, die unsere Füße durchströmt, sobald wir uns wieder bewegen. Im Winter laufen wir durch den Raureif oder, wenn es geschneit hat, durch den Schnee. Das ist natürlich noch effektiver.

*Atemübungen
Bei unserem Zwischenstopp auf dem Morgengang machen wir Atemübungen, um die Atmung zu intensivieren. Vor allem die Ausatmung ist wichtig, weil wir damit auch Säuren, die beim Fasten frei werden, abatmen. Wir üben auch die Bauchatmung, die das Gedärm bewegt und zur Ausscheidung beiträgt.

*Trockenbürsten
Gleich nach dem Aufstehen sollten Morgenmuffel das Trockenbürsten durchführen. Der ganze Körper wird rund 5 Minuten mit leichtem Druck gebürstet, am besten vor dem offenen Fenster oder im gut gelüfteten Zimmer. Es wirkt sehr anregend.

An einer herzfernen Stelle beginnen, z. B. an der rechten Fußsohle oder der rechten Handinnenseitc und mit kreisenden Bewegungen oder Strichführungen herzwärts bürsten. Wir erreichen damit eine bessere Durchblutung, Blutdruckregulierung und Kreislauf-Anregung. Auch der Hautstoffwechsel wird angeregt. Darüber hinaus wirkt es abhärtend auf das Immunsystem und belebend. Es hilft bei Kreislaufschwankungen, Frösteln und kalten Händen und Füßen, Zellulitis, Migräne und Übersäuerung der Haut.

*Leberwickel
Eine unverzichtbare Methode, um die Leber bei ihrer Entgiftungsarbeit zu unterstützen. Sie ist unser schwerstes Organ (1,4 – 1,8 kg), sie erfüllt ca. 500 Funktionen und setzt 1,5 l Blut/Minute um. Ihre Aufgaben sind im Einzelnen:
Sie verarbeitet chemische Substanzen, die wir mit der Nahrung aufgenommen haben (Medikamente, Konservierungsstoffe …),
regelt Speicherung und Abgabe von Blut im Bedarfsfall,
baut Stoffwechselendprodukte und Gifte ab (mithilfe der Galle),
- baut Alkohol ab,
- stellt Gallenflüssigkeit her und regelt die Abgabe und
- hilft Stoffwechselabbauprodukte wie Ammoniak aus dem Eiweißstoffwechsel zu neutralisieren, in Harnstoff umzuwandeln und am Ende über die Nieren auszuscheiden.

Funktioniert die Leber nicht richtig, drohen Kopfschmerzen bis hin zur Migräne, Muskelschmerzen, Müdigkeit und Schlappheit und wir fühlen uns nicht leistungsfähig.

In ihrer Leistung beeinträchtigt ist die Leber durch zu viel tierische Nahrung (tierisches Eiweiß, wie Fleisch, Wurst, Fisch, Käse, Eier, Milch, Quark), Schmerzmittel, Narkosemittel, Medikamente und Antirheumatika. Wenn wir die Leber unterstützen, dann können meist auch die Medikamente reduziert werden. Aber auch schlechte Kohlenhydratverwertung (vor allem zu viel Zucker wird als Fett in der Leber abgelagert = Fettleber) trägt zu einer schlechten Leberleistung bei.

Wie macht man einen Leberwickel?
Nach altem Verfahren stellt man einen feuchtwarmen Wickel nach folgender Gebrauchsanweisung her: Ein Gästehandtuch in einen heißen Leber-Galle-Tee oder Schafgarbentee tauchen, auswringen und auf die rechte Bauchseite legen, darauf kommt ein Handtuch als Schutz vor der Wärme der Wärmflasche, die dann aufgelegt wird und das Ganze umwickelt man mit einer Wolldecke oder einem Badetuch.
Gefahr dabei: Der Wickel wird meist zu heiß, da die Wärme durch die Wärmflasche um ein Vielfaches stärker wird.

Ich setze die Kraft der ätherischen Öle für den Leberwickel ein:

Rosmarin ct. Verbenon-Öl = entgiftend, galletreibend, cholesterinsenkend
Duftet nicht so stark, wirkt aber umso stärker!
Oder Karottensamenöl = leberwirksam, hautpflegend, gut für die Narbenpflege, bringt in die Mitte.
Lavendelöl = körperlich und seelisch beruhigend.

Zuerst stelle ich eine *Mischung für Leberwickel,* 1,5 %ig her, aus
100 ml Sesamöl oder Olivenöl (leicht wärmend)
15 Tr. Rosmarin ct. Verbenon (das ist weniger als 1 ml, 20 Tr. entsprechen 1 ml) oder
Karottensamenöl
5 Tr. Lavendel fein

Auf eine gefaltete Windel 3 EL der Mischung verteilen, in eine

Plastiktüte verpacken. Ein gefaltetes Geschirrtuch darauflegen, darauf eine Wärmflasche und alles zusammen anwärmen. Vor Gebrauch die Windel herausnehmen, das Geschirrtuch darauf legen, dann eine Schafwoll-Auflage. Alles auf die Lebergegend (rechte Bauchseite) legen. Wer will, kann die Wärmflasche beiseitelegen. Wem die zusätzliche Wärme der Wärmflasche guttut, kann sie selbstverständlich auch noch auf das Schafwollkissen legen. Das ergibt eine feine Wärme und keine Hautirritation wie es beim feuchtheißen Wickel oft der Fall ist.
Bei den weiteren Anwendungen nur noch 1 EL der Ölmischung auf die Windel geben.
3 Wochen á 6 Tage anwenden oder während der Fastenzeit.

Durch die Leberwickel-Anwendungen hat man weniger Lust auf Süßes und fühlt sich fitter!
Dieser Wickel wird immer zur Mittagsruhe aufgelegt. Man entspannt dabei wunderbar und kann sogar einschlafen. Besonders in den ersten drei Fastentagen, wenn der Körper noch mit der Umstellung kämpft, tut diese Ruhe gut.

*Als Entspannungsmethode bietet sich die Muskelrelaxation nach Jacobsen an, die wir bei Bedarf abends oder am Spätnachmittag durchführen.

Außerdem kann eine Massage gebucht werden, vorzugsweise die oben erwähnte Aromamassage mit ausleitenden oder entspannenden Ölen. Sie tut besonders gut, wenn die Entsäuerung in Gang kommt und die Muskeln schmerzen. Hierzu verwende ich zur
Unterstützung der Entgiftung:
Douglasie, Geranie, Wacholder, Wiesenkönigin, Zitrone

Zur Anregung des Lymphflusses:
Grapefruit, Immortelle, Lemongras, Wiesenkönigin, Zistrose,

Zitrone
Zur Entsäuerung der Haut:
Douglasie, Geranie (eines der wichtigsten Hautreinigungsöle), Lemongras (bei fetter Haut), Myrte, Orange, Rosmarin, Zeder. Besonders schweißtreibend wirken Kampfer, Thymian, Wacholder und Ysop.

Damit ist für den Leib erst mal genug getan. Um ganzheitlich zu fasten, gehören auch noch Geist und Seele dazu.

Meine Kurse finden im Lindenhof, einem christlichen Gästehaus in Rettenbach-Oberlöchlers, statt. Dieses Haus wird von Michaela Hald und ihrem Ehemann Angelus geführt. Michaela ist psychotherapeutische Beraterin und Seelsorgerin und bietet auf Wunsch Seelsorge zu Glaubens- und Lebensfragen an. Wenn sie Zeit hat, unterstützt sie mich mit Bibelimpulsen oder Andachten. Auch ich habe viele Themen zum Nachdenken und Neuausrichten. Dazu gehören auch das Bewusstmachen des Essverhaltens und der Umgang mit Süchten (Zucker, Alkohol, Handy oder Internet). Gott bietet ja eine unerschöpfliche Menge an Weisheit und Wahrheit in seinem Wort an.

Fasten ist biblisch. Wir finden viele Bibelstellen zum Fasten in der Bibel:
Mt. 6, 16 - 18
Wenn ihr fastet, so tut es nicht öffentlich wie die Heuchler, die blass und nachlässig gekleidet herumgehen, damit die Leute sie für ihr Fasten bewundern. Ich versichere euch, das ist der einzige Lohn, den sie jemals dafür erhalten werden. Wenn du fastest, dann kämme deine Haare und wasche dir das Gesicht. Dann wird niemand auf den Gedanken kommen, dass du fastest, außer deinem Vater, der weiß, was du in aller Stille tust. Und dein Vater, der alle Geheimnisse kennt, wird dich dafür belohnen.

Diese Zeilen stehen am besten im Zusammenhang mit dem Beten. Damit können wir unseren Gebetsernst unterstreichen. Das Fasten ist eine Sache zwischen Ihnen und Gott, es geht nicht um's Image. Jesus meint die Haltung des Herzens, die aufrichtig vor Gott sein soll (und nicht unehrlich).

Jes. 58.3-7

Sie fragen: „Wozu fasten wir, wenn du es nicht siehst? Weshalb quälen wir uns, wenn du uns keine Beachtung schenkst?" Begreift doch: Während ihr fastet, geht ihr euren Geschäften nach und übt Druck auf alle eure Arbeiter aus.

4 Während ihr fastet, zankt und streitet ihr und schlagt mit gottloser Faust zu. Ihr fastet zurzeit nicht so, dass ihr eurer Stimme damit im Himmel Gehör verschaffen könntet.

5 Soll das ein Fasten sein, wie ich es liebe? Und soll das bei mir als der Tag gelten, an dem sich ein Mensch selbst erniedrigt? Ihr senkt den Kopf wie ein Grashalm. Dazu kleidet ihr euch in Sack und Asche. Nennt ihr das Fasten? Glaubt ihr, dass so ein Tag dem Herrn angenehm sein könnte?

6 Fasten, wie ich es liebe, sieht doch vielmehr so aus: Lasst die zu Unrecht Gefangenen frei und gebt die los, die ihr unterjocht habt. Lasst die Unterdrückten frei. Zerbrecht jedes Joch.

7 Ich möchte, dass ihr euer Essen mit den Hungrigen teilt und heimatlose Menschen gastfreundlich aufnehmt. Wenn ihr einen Nackten seht, dann kleidet ihn ein.

Mk. 2, 18 – 22 Gespräch über das Fasten

Und die Jünger des Johannes und die Pharisäer fasteten viel; und es kamen einige, die sprachen zu ihm: Warum fasten die Jünger des Johannes und die Jünger der Pharisäer, und deine Jünger fasten nicht?

19 Und Jesus sprach zu ihnen: Wie können die Hochzeitsgäste fasten, während der Bräutigam bei ihnen ist? Solange der Bräutigam bei ihnen ist, können sie nicht fasten.

20 Es wird aber die Zeit kommen, dass der Bräutigam von ih-

nen genommen wird; dann werden sie fasten an jenem Tage.
21 Niemand flickt einen Lappen von neuem Tuch auf ein altes Kleid; sonst reißt der neue Lappen vom alten ab und der Riss wird ärger.
22 Und niemand füllt neuen Wein in alte Schläuche; sonst zerreißt der Wein die Schläuche und der Wein ist verloren und die Schläuche auch; sondern man soll neuen Wein in neue Schläuche füllen.
Diese Bibelverse meinen:
Und wieder tut Jesus nicht, was die Frommen von ihm erwarten und was den klaren Vorstellungen des Judentums entspricht. Das Fasten gehört dazu. Daran hielten sich die Pharisäer und die Jünger des Täufers. Aber Jesus und seine Jünger nicht – warum? Es kommt zum Streit. Jesus hat gar nicht vor, diese Regeln zu halten. Mit dem Bild vom Kleid und Weinschlauch macht er deutlich, dass es nicht darum geht, alte Gesetze und Regeln ein bisschen anzupassen oder gar zu verschärfen. Es geht darum, dass mit Jesus etwas ganz Neues angefangen hat. Mit ihm hat das Reich Gottes in dieser Welt begonnen. In diesem Reich gelten andere Regeln. Es geht nicht mehr darum, Ordnungen und Gesetze zu halten, um vor Gott gerecht zu werden. Es geht von nun an darum, dem Einen nachzufolgen und sich an ihn zu hängen.

Ich greife in den Fastentagen immer wieder solche Bibelverse auf, damit wir uns darüber austauschen können.

Wir beginnen das Fasten mit der *Darmreinigung*. Vom Glaubersalz bin ich ganz abgekommen, weil dies scheußlich schmeckt und bei vielen Teilnehmern Übelkeit hervorruft. Ich bevorzuge das F.X. Passagesalz, das schmeckt angenehm zitronig und sprudelt etwas. Dazu trinken wir Tee. Nach einer halben bis zwei Stunden setzen spontan durchfallartige Darmentleerungen ein.

Diese Darmreinigung ist der Auslöser dafür, dass der Körper erkennt, dass er jetzt auf die innere Ernährung umschalten muss. Ein leerer Darm signalisiert ihm, dass jetzt kein Essen von außen mehr kommt, sondern dass er auf seine Reserven zurückgreifen muss. Der Körper fühlt sich danach angenehm leicht an.

Zuerst baut er die
Kohlenhydratreserven, das Glykogen in Muskeln und Leber ab. Diese reichen aber nur für einen Tag. Sie sind am schnellsten verfügbar, werden daher auch am schnellsten aufgebraucht.
Dann die
Eiweißreserven. Sie nehmen eine vermittelnde Zwischenposition ein, damit die Umschaltung auf die innere Ernährung geschehen kann. Zentrale Organe für die Umschaltung sind Leber und Nieren.
Und zuletzt die
Fettreserven
Sie müssen aufgespalten werden in Glycerin und Fettsäuren, das dauert am längsten.

Wenn länger als 3 Wochen gefastet wird, finden immer weniger Fettabbau, Ketonbildung*, Übersäuerung und Gewichtsabnahme statt. Der Körper schaltet immer mehr auf „Sparprogramm".

* Stoffwechselendprodukte des Fettstoffwechsels sind Ketone (bes. Aceton). Sie werden mit dem Urin ausgeschieden = Ketonurie = es finden sich vermehrt Ketonkörper im Urin.
Dann werden vermehrt Fettsäuren und Ketone als Brennstoff für die anderen Stoffwechselvorgänge verwertet. Die Ketonkörper im Urin werden weniger.

Das Fasten soll freiwillig geschehen. Voraussetzungen sind

etwas Neugier, Lust am Entdecken und die Bereitschaft, für eine gewisse Zeit aufs Essen zu verzichten. Sie befassen sich am besten im Vorfeld schon mit dem Fasten. Informieren sich, lesen ein Fastenbuch, überlegen sich, was ihre Motivation fürs Fasten ist, was sie erreichen wollen und stellen sich auch auf Tage ein, wo es ihnen nicht so gut geht. Sie freunden sich mit dem Gedanken an, dass sie nichts zu essen bekommen, nur zu trinken, evtl. mehr als der Durst verlangt.

Glauben sie mir, wir können aus unseren Reserven leben. Die Energie kommt aus den körpereigenen Depots, die mehr als genug vorhanden sind. Der Körper baut in weiser Reihenfolge Ballast ab: Alles,
- was ihn belastet
- was er nicht braucht
- was ihn stört,
- was ihn krank macht

Er baut nie Brauchbares, Funktionierendes, Lebensnotwendiges ab!

Sie verzichten auf entbehrliche Gewohnheiten, die vor allem im Fasten dem Körper schaden,
z. B. sämtliche Genuss- und Suchtmittel und auf jeden Fall auf Entwässerungstabletten, Appetitzügler und Abführmittel.

Dafür verhalten sie sich natürlich, tun, was dem Körper gut tut:
- frische Luft und bewusstes Atmen
- viel Bewegung
- viel trinken
- Sonne tanken
- Ruhe, Schlaf und Entspannung und
- fördern alle Ausscheidung über Darm, Nieren, Haut und Lunge

Sie lösen sich vom Alltag, verzichten auf Ablenkung, auf äußere Reizüberflutung, tun, was Ihnen Freude macht und begegnen sich und anderen.

Sie schweigen auch mal, gehen für ein paar Stunden in die Stille, nehmen sich Zeit für Gott und für sich selbst, horchen mal nach innen, auf ihr Herz, beten und nehmen Veränderungen wahr, mit denen sie umgehen lernen. Sie befassen sich mit Lebens- und Glaubensfragen, tauschen Erfahrungen aus, hören einander zu, denken nach – vielleicht steht eine Veränderung in Ihrem Leben an? Sie erleben sich in der Gruppe. Sind Sie lieber allein oder suchen Sie die Gemeinschaft?

Und last but not least, sie lernen neue Essgewohnheiten kennen. Denn im Fastenbrechen und im Verhalten danach entscheidet sich, ob wirklich ein Wandel vollzogen wurde, hin zu einem gesünderen Umgang mit Essen. Essen ist nämlich nicht nur Nahrungsaufnahme, sondern viel mehr. Indem sie langsamer und bewusster essen und Lebensmittel – Mittel zum Leben – mehr schätzen, nehmen sie auch den Geschmack intensiver wahr. Nicht Fastfood sondern Slowfood.

Wir denken gemeinsam über all diese Fragen nach und es ist immer wieder interessant, die verschiedenen Meinungen zu hören. Ich gebe in meinen Vorträgen Impulse, über die wir diskutieren können.
Tägliche Vorträge zum Fasten, zur Ernährung (im Einklang mit der Bibel), zu schöpfungsgemäßem Lebensstil liefern das Hintergrundwissen zu unserem Tun. Außerdem stelle ich die Pflanzen vor, die wir für unsere Tees verwenden. Ein Nachmittag ist dem Wohlfühlen gewidmet mit Salbenherstellen, Fußbad, Gesichtsdampfbad und -maske und Spaß haben. Überhaupt, die Freude steht im Vordergrund, wenn wir uns wohlfühlen, wenn wir Taulaufen und unseren Körper spüren. Auch

die Vorfreude auf baldiges Essen nach dem Fasten. Sie werden es nicht glauben, nirgends wird mehr über Rezepte gesprochen und Zubereitungstipps ausgetauscht wie beim Fasten!

Wir machen auch kleine Ausflüge und Wanderungen in die nähere Umgebung. Diese sind kein „Muss", aber es stellt sich ein bisschen Urlaubsfeeling ein und das trägt zum Wohlfühlen bei.

Der 3. Fastentag ist meist der Hauptumstellungstag. Mancher Teilnehmer fühlt sich schwach, der Kreislauf ist im Keller, Kopfschmerzen stellen sich ein, manchmal auch Übelkeit. Das ist unangenehm, aber nicht bedrohlich. Bis zum Abend sind die Symptome meist wieder weg. Sie können sich freuen, dass es mit dem Fasten vorangeht. Am 4. Fastentag ist alles vergessen, es geht ihnen wieder gut und sie fühlen sich unternehmungslustig.

Noch ein paar Worte zur Darmreinigung:
Wir machen nur am 1. Fastentag die Darmreinigung mit dem F.X. Passagesalz. Ab dem 2. oder 3. Fastentag wiederholen wir die Darmreinigung mit einem Darm-Einlauf. Das ist wichtig, weil ja immer noch verstoffwechselt wird, zwar verlangsamt, aber der Darm füllt sich. Das zeigt sich in Kopfschmerzen, Hungergefühlen und Unwohlsein. Es findet eine Rückvergiftung statt, wenn der Darm nicht gereinigt wird und es muss dringend ein Einlauf gemacht werden. Deshalb müssen sie zum Fasten einen Irrigator mitbringen.

Sie wollen sich zum Fasten anmelden?
Das Fasten, das ich anbiete, ist kein „Heilfasten" unter ärztlicher Aufsicht, sondern eine „Fastenzeit für Gesunde". Sie bekommen deshalb per E-Mail eine Fastenerklärung, die aussagt, dass sie gesund sind.

Bei folgenden Krankheiten dürfen sie nur unter ärztlicher Aufsicht fasten:

Gicht (nur bei gleichzeitiger Einnahme von Allopurinol)
Typ-I-Diabetes
Behandlungsbedürftigem, zu niedrigem Blutdruck
Leberzirrhose
Multipler Sklerose (MS)
Nierensteinleiden
Niedrigem Blutzuckerspiegel
Schwangere und Stillende
Personen mit Untergewicht
Personen, die an Bulimie (Ess-Brechsucht) und Magersucht leiden,
psychisch Kranke, besonders mit schizophrenieartigen Attacken. Auch Personen, die psychotisch, zwanghaft oder angstneurotisch veranlagt sind, sollten nicht fasten. Auch wenn diese Beschwerden schon Jahre zurückliegen, sollte vom Fasten abgesehen werden. Fasten aktiviert nämlich „Altlasten" körperlicher und psychischer Art. Dies kann zu fatalen Krisen führen.

Falls Sie einen naturheilkundlich orientierten Arzt oder einen Heilpraktiker haben, klären Sie vor Antritt der Fastenzeit Ihre „Fastentauglichkeit" mit ihm ab und insbesondere die Einnahme von ihren Medikamenten (falls sie welche dauerhaft einnehmen müssen).
Folgendes sollten sie vor Antritt der Fastenwoche beachten:
Sind sie Kaffee-Trinker/in? Wenn ja, sollten Sie spätestens 1 Woche vor Fastenbeginn anfangen, den Kaffee "auszuschleichen". Das heißt, immer weniger trinken – damit Sie bis zum Fastenbeginn bei Null sind. Das erspart Ihnen die Entzugs-Kopfschmerzen am 1. und 2. Fastentag, die ziemlich heftig sein können.

In der Woche vor Fastenbeginn auch nichts Süßes mehr essen (Obst in jeder Form geht natürlich schon) und möglichst kein Fleisch, auch nicht Wurst und Käse. Alles in allem sollten tierische Eiweiße vermieden werden, das sind Fleisch, Fisch, Wurst, Käse, Eier, Milch und Quark. Warum Sie schon vorab darauf verzichten sollten, erkläre ich während der Fastenwoche. Mehr Fett als tierisches Eiweiß haben Sahne und Schmand. Darum dürfen sie auf Ihrem Speisezettel bleiben.
Je besser Sie das hinbekommen, desto besser ist der Einstieg ins Fasten.

Die Tagesstruktur der Fastentage sieht in etwa so aus:

Morgengang: 8.00 Uhr
Gebet, Tee- und Wie-geht's-Runde mit Kräutertee und 1 TL Honig
Rückzug für persönliche Verrichtungen: Einlauf, Trockenbürsten, Duschen, Pflegen, Stille
Mittag"essen" mit Gemüsebrühe, ca. 12.00 Uhr
Mittagsruhe mit Leberwickel – Zeit variabel
Wanderung, Bewegung, frische Luft
Zeit für sich
Abend"essen" mit restlicher Gemüsebrühe und Tees
Vortrag und Austausch
Nachtruhe

Ich hoffe sehr, dass Sie nach ihrer ersten Fastenerfahrung mit Athanasius von Alexandrien übereinstimmen.

„Siehe da, was das Fasten wirkt! Es heilt die Krankheiten, trocknet die überschüssigen Säfte im Körper aus, vertreibt die bösen Geister, verscheucht verkehrte Gedanken, gibt dem Geist größere Klarheit, macht das Herz rein, heiligt den Leib und führt schließlich den Menschen vor den Thron Gottes …
Eine große Kraft ist das Fasten und verschafft große Erfolge."

Basenkur

In dieselbe gesundheitliche Richtung zielt die Basenkur, nur mit dem Unterschied, dass es etwas zu Essen gibt. Und zwar selbstgekocht! Es ist also nicht so einschneidend wie das Fasten, dient aber ebenso der Entgiftung und Entsäuerung. Es ist etwas für Menschen, die nicht fasten wollen oder können, aber trotzdem den Stoffwechsel in Schwung bringen wollen.
Ziel ist eine Umstellung auf eine basenreiche, vollwertige und vitalstoffreiche Ernährung, die dem Körper nützt und ihn widerstandsfähig macht.

7 Tage basisch essen – d. h. für einen begrenzten Zeitraum ein freiwilliger Verzicht auf säure-bildende Nahrungsmittel, also im Wesentlichen tierisches Eiweiß, Süßigkeiten, Genussmittel und Geschmacksstoffe. Sie aktivieren damit auch Ihre Geschmackssinne, die durch ein Zuviel an Fertigprodukten abgestumpft sind. Durch den verbesserten Stoffwechsel werden auch die überflüssigen Pfunde weniger!

Eingelagerte Säuren, Fette und Wasserablagerungen eines gestörten Stoffwechsels, giftige und unverdauliche Substanzen aus der Umwelt und aus Nahrungsmitteln, Stress, Ärger und Sorgen belasten auf Dauer Körper und Seele und machen krank! Sie machen im wahrsten Sinn sauer!
Die Lösungen sind

eine basische, vitalstoffreiche Ernährung – selbst zubereitet
Kneipp'sche Anwendungen, Leberwickel, Sauna
Basengetränke
Venengymnastik

Entspannung
Bewegung an der frischen Luft
Massagen

Vorträge zu Ernährung (nach Gottes Gedanken) und schöpfungsgemäßem Lebensstil, der Körper, Geist und Seele in die Mitte bringt, runden die Basentage ab.

Das gemeinsame Kochen fördert die Gemeinschaft und regt zu interessanten Dialogen an.

Sauer sein

Was versteht man unter einer Übersäuerung?
Lesen wir mal bei Franz Xaver Mayr, dem Erfinder der F.-X.-Mayr-Kur nach. Der stellte nämlich fest: „Die Säuren sind das Zellgift schlechthin“. Mayr lebte von 1875 – 1965. Seine Kur war eine Methode zur Gesundheitsförderung und Entschlackung. Hauptziel war die Sanierung des Darmes. Schon als Student war er sich sicher, dass die meisten gesundheitlichen Störungen mit dem Darm zusammenhängen und damit auch mit der Ernährung. Als Kurarzt in der Steiermark, in Karlsbad und Wien wandte er seine „Milch-Semmel-Kur an – mit großem Erfolg. Die Patienten bekamen vorwiegend Milch und trockene, alte Semmeln. Er vertrat die Meinung, dass die vorübergehende Monotonie der Kost ein wichtiger Heilfaktor sei und dem Organismus nach einiger Zeit zu vollständiger Verdauung einer naturbelassenen Kost verhelfe. Außerdem hat die trockene Semmel die Funktion, das gründliche Kauen zu trainieren und den so wichtigen Speichelfluss anzuregen, der die erste Stufe der Kohlenhydratverdauung ist.

Inzwischen wurde die „Milch-Semmel-Kur“ zur modernen Mayr-Medizin weiterentwickelt. Es handelt sich dabei um ein Diagnose- und Therapieverfahren zur Behandlung chronischer Erkrankungen und zur Gesundheitsvorsorge. Bislang existieren aber keine wissenschaftlichen Nachweise der behaupteten Wirkungen der Kur.
Literatur: Erich Rauch – Die Darmreinigung nach Dr. med. F. X. Mayr. Wie Sie richtig entschlacken, entgiften und entsäuern, Haug-Verlag

Meine Eltern machten jahrelang diese Kur, sie war verbunden mit einer täglichen Darmmassage, zu der mein Vater jeden Morgen um 6.00 Uhr den behandelnden Arzt aufsuchte, um dann pünktlich um 7.00 Uhr seine Werkstatt aufschließen zu können.

Etwa zur selben Zeit lebte und arbeitete ein schwedischer Chemiker und Ernährungsforscher, Ragnar Berg (1873 – 1956), in Deutschland. Er vertrat ebenfalls diese Theorie, bestätigt durch zahlreiche Untersuchungen und Beobachtungen auf den Einfluss der Ernährung auf den Säure-Basen-Haushalt und die Gesundheit.

Allerdings blieben die Erkenntnisse und Heilmethoden von F.X. Mayr und Berg ein Thema für die Erfahrungsmedizin – beruhend also auf den Beobachtungen der Heilkunde. Seit den 1990er Jahren wird wieder zum Thema Ernährung und Säure-Basen-Haushalt geforscht.

Ich will Sie nicht mit schwierigen chemischen Abläufen langweilen, das Buch ist ja nicht für Wissenschaftler geschrieben, sondern für Menschen wie Du und ich. In meinen zahlreichen Basenkuren habe ich festgestellt, dass für die Teilnehmer das zweitrangig ist.

Fakt ist: Im Organismus laufen ständig chemische Prozesse ab, die das Stoffwechselgeschehen und die Tätigkeit aller lebensnotwendigen Körpervorgänge bestimmen.
Für ein reibungsloses Funktionieren muss in den Körperflüssigkeiten und im Inneren der Zellen ein ausgeglichenes Verhältnis zwischen Säuren und Basen bestehen.
Viele Stoffwechselfunktionen können in einem sauren Milieu (pH-Wert unter 7) nicht stattfinden!

Der pH-Wert wird im Urin gemessen. Der pH-Wert ist in der Chemie die Maßzahl für den sauren oder basischen Charakter einer Lösung. Die Skala reicht von 0 – 14, pH-Werte unter 7 zeigen eine saure Lösung an, pH-Werte über 7 eine basische Lösung.

Ein gleichmäßiger pH-Wert im *Blut* ist wichtig, da das arterielle Blut alle möglichen chemischen Substanzen transportiert (chemische Reaktionen im sauren Milieu). Deshalb darf dieser Wert nicht stark über- oder unterschritten werden (7,35 bis 7,45). Nur in dieser Spanne kann der Stoffwechsel optimal funktionieren.

Wir können die Schwankungen im Säure-Basen-Haushalt mithilfe von Indikatoren selbst messen. Das Messergebnis bezieht sich auf die Bilanz aus Säure- und Basenwirkung. Diese Ergebnisse sind natürlich immer nur Momentaufnahmen, deshalb messen wir mehrmals täglich, um einen Überblick (Kurve) auf die Reaktionen unserer Ernährung zu bekommen.

Als Indikator verwenden wir saugfähige Papierstreifen, die mit Indikatorlösungen getränkt sind.
Hält man das Papier in den Urin, kann man sekundenschnell die Basen- oder Säureeinwirkung an der Verfärbung feststellen und mittels einer Farbskala bestimmen.
Einen idealen pH-Wert gibt es nicht, da alle unsere Körperflüssigkeiten einen bestimmten pH-Wert brauchen, um optimal funktionieren zu können.
So haben wir im Speichel einen pH-Wert von 6,5 – 7, also leicht alkalisch, im Magen arbeitet die Magensäure, also ist der Magensaft sehr sauer, 1,2 – 3.0, im Sekret der Bauchspeicheldrüse herrscht ein basisches Milieu: 7,4 – 8,5, in der Galle finden wir einen eher ausgeglichenen pH-Wert von 6,2 – 8,5 und die Darmsäfte messen 6,5 – 8,0. Das Fruchtwasser ist alkalisch

bei 8,0 – 9,0. Das Blut habe ich ja weiter oben schon erklärt. Es ist auffallend, dass die zwei Flüssigkeiten, die eine besondere Bedeutung für das Leben haben, nämlich Blut und Fruchtwasser, im alkalischen Bereich sind. Auch die Zellen für den Knochenaufbau leben am liebsten im basischen Milieu.

Der Körper hat gleich mehrere Regulationsmöglichkeiten parat, um nicht so leicht aus dem Gleichgewicht zu kommen. Denn schon geringe Schwankungen im Säure-Basen-Milieu können zu Symptomen und Krankheiten führen.

Wie der Biorhythmus schwankt auch der pH-Wert des Urins während den Tages- und Nachtzeiten:
Morgens ist er im niedrigen Bereich, bei ca. 5,0 bis 6,5 (nachts werden Säuren in den Harn abgeleitet).
Tagsüber steigt der Messwert nach den Mahlzeiten! Die Werte sollten sich dann 7,4 annähern oder überschreiten.

Grundsätzlich findet am Tag der Säureaufbau statt (Reaktionen auf unsere Ernährung) und bei Nacht die Ausscheidung der Säuren. Dann werden Enzyme ausgeschüttet, welche die Gefäßwände durchlässiger machen. Jetzt können Gifte und Stoffwechselendprodukte ins Blut dringen und auf dem Blutweg zu Leber, Niere und Lunge abtransportiert werden und über Darm, Blase und Abatmen ausgeschieden werden.

In der Naturheilkunde bezieht sich die Übersäuerung auf eine Körperflüssigkeit, die sich zwischen den Organzellen und den Gefäßwänden befindet. Man nennt diesen Zwischenzellraum auch nach seinem Entdecker Pischinger Raum. Es finden sich darin Blutgefäße, Lymphbahnen, Nerven und kollagene Bindegewebsfasern.

90 % dieses Raums sind mit einer schwammartigen Substanz

aus Eiweiß und Zucker gefüllt. Diese muss zirkulieren. Die Zirkulation geschieht durch Bewegung und durch eine ausreichende Trinkmenge. Blut (Herz) oder Lymphe (Muskulatur) haben eine „Umwälzpumpe“, die für die Zirkulation der Flüssigkeiten sorgt. Die Zwischenzell-Flüssigkeit hat keine solche Pumpe.
Wird die Flüssigkeit nicht genug umgewälzt, wird sie dickflüssig und geleeartig. Die Folgen sind Entzündung und Übersäuerung. Die Säuren greifen das Bindegewebe an.

Diese Säuren können durch genügend Bewegung verbrannt und als CO2 abgeatmet werden. Ein Puffersystem ist in Aktion getreten!
Bei fehlender Bewegung oder Stress ist dies nicht möglich – Folge: Übersäuerung!

Weitere Puffer gegen die Übersäuerung sind

- im Blut: (Bicarbonat-Puffer-Ionen), Blutfarbstoff, Bluteiweißkörper und Zelleiweißkörper
- durch die Nieren: Ausscheidung über den Harn
- mit dem Schweiß: Ausscheidung über die Haut durch Schwitzen (eher gering)
- die Leber (wichtigstes Verbrennungs- und Entgiftungsorgan) hat eine pH-Wert regulierende Funktion
- der Magen hat Einfluss auf die Säure-Basen-Bilanz. Er bildet Säuren (Salzsäuren) und Basen (Natriumbikarbonat).
- das Bindegewebe: speichert Säuren
- das Knochengerüst ist das Mineralstoffreservoir. Aus ihm werden bei Bedarf Basen entnommen.

Ist eines dieser Puffersysteme gestört, übernimmt ein anderes so weit wie möglich dessen Funktion und kompensiert den Fehler.

Ist z. B. die Lunge beeinträchtigt und kann nicht genug CO2 abatmen, springen die Nieren ein mit einer verstärkten Säureausscheidung.
Das macht es manchmal schwierig, die wahre Ursache für eine Entgleisung des Säure-Basen-Haushalts zu finden.

Der Säuregrad wirkt sich aus auf die:

Beschaffenheit der Eiweißmoleküle
Struktur der Zellbestandteile
Durchlässigkeit der Zellmembranen

Ist auch zuständig für die

Wirksamkeit von Enzymen und Hormonen
Verteilung der Elektrolyte (elektrisch geladene Teilchen in unserem Organismus)
Fließfähigkeit des Blutes und für
Aufbau und Funktion des Zwischenzellgewebes (Parenchym / Pischinger Raum)

Ursachen einer Übersäuerung liegen im körperlichen Bereich:

- im Verzehr säurebildender Nahrungsmittel
- in falscher Lebensweise
- in übertriebenem Sport, aber auch Bewegungsmangel
- in Zahngiften wie Quecksilber (Amalgam)
- in Schwermetallen
- in hastigem Essen
- in Schlafmangel

im seelischen Bereich:
Stress, Hetze
Negative Emotionen (Angst, Ärger, Demütigungen) – ich bin ganz schön sauer.

Nicht umsonst sagte Are Waerland, ein finnisch-schwedischer Autor und Dozent Anfang des 20. Jahrhunderts:
„Wir haben es nicht mit Krankheiten zu tun, sondern mit Fehlern in der Lebensführung.“ Er wurde durch die von ihm propagierte Waerland-Kost bekannt.
Als Kind litt er unter Kopfschmerzen, schlechtem Gedächtnis, chronischen Magenproblemen und Verstopfung. Er verließ ca. 1915 Schweden und ging nach London, um Medizinstudien zu betreiben und eine Therapie für seine Beschwerden zu finden. Er empfand Methoden zur Abhärtung, wie kalt duschen und bei offenem Fenster zu schlafen als sehr hilfreich und wandte sich der Ernährung nach Alexander Haig zu. Er wurde Vegetarier und hatte große Erfolge mit der Rohkost. Seine Symptome verschwanden innerhalb von 3 Jahren. Er schrieb neben anderen Gesundheits- und Ernährungsbüchern auch das Buch „Die Übersäuerung als Grundlage der Krankheiten, Waerland-Verlag, Hamburg 1951

Wir haben mehrere Instrumente, der Übersäuerung entgegen zu wirken:

- vorwiegend basische Ernährung
- ausreichend Schlaf
- Ruhepausen
- Entspannung
- moderate Bewegung
- seelisch-geistige Entsäuerung

Was hilft noch?

- Basenpulver löst Giftstoffe im Pischinger Raum – Vorsicht, es kann zu einer Erstverschlimmerung führen.
- Bitterstoffe (Bitterstern u. a.) unterstützen die Leber bei ihrer Entgiftungsfunktion.

- Vermehrte Flüssigkeitszufuhr mit ausscheidungsförderndem Tee unterstützt die Ausleitung der wasserlöslich gemachten Giftstoffe.

Den wichtigsten Einfluss auf die Säure-Basen-Balance hat die Ernährung, d. h. Essgewohnheiten überdenken und den Speisezettel an basenüberschüssige Küche angleichen.
Ehrlich zu sich selbst sein – Eine Süßigkeit mehr oder weniger – egal?

80 % der Lebensmittel sollten basisch sein.
20 % dürfen schwach sauer oder sauer reagieren.

Moderne Zivilisationskost enthält 80 % Säurebildner, die folgende Krankheiten verursachen können!

Allgemeine Symptome bei Übersäuerung

Durchblutungsstörungen
Pilze im Körper (Darm, Haut, etc.)
Hoher Blutdruck
Schweißfüße
Hämorrhoiden
Verstopfung
Hautprobleme (Ekzeme, Neurodermitis, Schuppenflechte, trockene Haut) (überhaupt: Die Haut gibt Durchblick für das, was dahinter liegt). Die Haut ist in der Naturheilkunde die 3. Niere.
Energiemangel und ständige Müdigkeit
Immunschwäche, Infektionsanfälligkeit
Kalte Hände und Füße
Virusinfektionen – bakterielle Infekte
Häufige Erkältungskrankheiten

Ablagerungskrankheiten

- Cellulite
- Rheuma, Arthritis, Arthrose, Gicht
- Nieren- und Gallensteine
- Grauer Star
- Zahnstein
- Altersflecken
- Schädigung von Hör- und Sehvermögen, z. B. Tinnitus

Entmineralisierungskrankheiten und Herz-Kreislauferkrankungen

- Karies, Parodontose
- Osteoporose, spontane Brüche, Bandscheibenschäden
- Schädigung der Blutgefäße, Besenreißer, Krampfadern
- Bluthochdruck
- Herzinfarkt – Schlaganfall

Paracelsus: Der Mensch ist, was er isst

Wie viel und wie oft essen?
3 große Mahlzeiten und
2 kleine Zwischenmahlzeiten (Obst, Nüsse, Trockenfrüchte) am Tag.

Frühstück üppig
Mittagessen ausreichend
Abendessen sparsam

Es empfiehlt sich, in der Zeit der Basenkur keine tierischen Produkte (Fleisch, Fisch, Wurst, Käse, Milch, Quark und Ei) zu sich zu nehmen. Danach kann wieder zur Mischkost übergegangen werden, aber nur im oben genannten Mischungsverhältnis 80 % basisch, 20 % sauer oder schwach sauer. Bei Gelenkproblemen ist es wichtig, tierische Produkte ganz wegzulassen.

Wie viel und was trinken?
2 l Flüssigkeit sollten es schon sein während der Basenkur, danach reichen 1,5 l (echte Getränke), das sind Kräutertees und kohlensäurefreie Mineralwässer.
Wasser mit Kohlensäure ist eine zusätzliche Belastung unseres Körpers mit einer Säure, die abgeatmet werden muss.
Unser Körper ist schon belastet genug und jede verzichtbare Säure sollte eingespart werden.
Kohlensäure beeinträchtigt den Magen und die Verdauungsvorgänge durch die Gasbildung.

Nicht während den Mahlzeiten trinken, da der Speisebrei sonst

zu stark verdünnt wird. Der Verdauungsvorgang läuft dann zu schnell ab und die Vitalstoffe können nicht richtig wirken.
Heißes Wasser – wirkt Wunder!
Füllen Sie sich für die Arbeit am Schreibtisch heißes Wasser in eine Thermoskanne. Das liefert Wärme und Feuchtigkeit, besonders wenn man im Beruf viel reden muss und entsprechend viel Flüssigkeit über Mund und Atem verliert.
Das Wasser nicht kochen, da sonst die wertvollen Mineralsalze „ausfallen" und im Topf zurückbleiben – 70° C reicht! Ein bikarbonatreiches und selbstverständlich kohlensäurefreies Mineralwasser verwenden.

Der Brottrunk von Wilhelm Kanne:
Er ist eigentlich mit einem pH-Wert von 3 – 4 deutlich im sauren Bereich – wird aber basisch verstoffwechselt:
Er aktiviert die Darmbakterien, erhöht die Ausschüttung von Verdauungsfermenten, hilft beim Entschlacken und Entgiften, vitalisiert den Körper und fördert die Zellerneuerung. Viele gute Argumente!

Für den Brottrunk werden Vollkornbrote aus Weizen, Dinkel und Hafer (Bio) milchsauer vergoren. Der Brottrunk schmeckt leicht säuerlich.

Enthaltene Vitalstoffe
Mineralstoffe: Kupfer, Eisen, Zink, Kalzium, Magnesium, Kieselsäure und Selen
Vitamine: E, B1, B2, B12, Niacin, Folsäure
Essenzielle Aminosäuren

Vorsicht bei Allergien gegen die Zutaten und Getreidesorten

Dosis: 3 x tgl. 10 ml Brottrunk, gemischt mit der gleichen Menge kohlensäurefreiem Mineralwasser. Zu Beginn kann es

auch mehr Wasser sein.
Langsam beginnen mit der Brottrunkaufnahme, da Erstverschlimmerung eintreten kann. Mit der Zeit können es auch 3 x tgl. 50 – 100 ml Brottrunk sein.

Warum sollten wir viel trinken?
Die Nieren scheiden Säuren aus.
Sie verfügen über verschiedene biochemische Mechanismen, die in den Säure-Basen-Haushalt eingreifen:
Basensparend arbeiten – bei körperlicher Übersäuerung werden weniger Basen in Form von Bikarbonat ausgeschieden.
Übermäßig viel angefallene Säuren austauschen gegen Natrium- und Kalium-Ionen (negativ geladene Gruppen).
Organische Säuren oder saure Stickstoffverbindungen ausscheiden.

Wasser ist aber nicht nur zum Trinken da, es unterstützt die Ausscheidung von Giftstoffen auch bei einem sogenannten

Basischen Vollbad
Pro Vollbad 3 EL Natron in die Wanne geben. Wassertemperatur so auswählen, dass man lange in der Wanne liegen kann. Während des Badens mit einem Massagehandschuh oder einer weicheren Badebürste die Haut abreiben.
Dauer 30 – 60 Min. Nachruhen. 2 – 3 x/pro Woche
Das Basenbad hat eine Sogwirkung auf die Säuren im Körper und unterstützt sehr schonend bei der Entgiftung.

Wer nicht gerne badet oder aus gesundheitlichen Gründen nicht kann, sollte ein basisches Fußbad machen.

Basisches Fußbad
1 EL Natron auf 2 10 l-Eimer Wasser. Mit Massagehandschuh oder einer weicheren Badebürste die Haut abreiben. Dauer ca.

30 Min. Danach evtl. Venentraining. Falls die Venen dick heraustreten oder man sowieso Krampfadern hat, ist das Venentraining auf jeden Fall zu empfehlen.

Knieguss nach Kneipp
Mit dem kalten Wasserstrahl an der rechten Fußaußenseite beginnen und dann seitlich des Schienbeins bis handbreit übers Knie führen. Dort leicht hin und her bewegen. Zur Beininnenseite gehen und dort leicht hin und her führen. Dadurch erhält die Wade einen glatten Wassermantel. Über die Beininnenseite abwärts zur großen Zehe den Guss beenden.
Linken Unterschenkel ebenso begießen und als Abschluss kommen beide Fußsohlen dran.

Wirkungen:
Gute Durchblutung der Unterschenkel und damit Anregung der Unterleibsorgane, verhindert kalte Füße bei regelmäßiger Anwendung, ebenso Krampfadern, reguliert bei Fußbeschwerden, wie Senk-, Platt- und Spreizfuß, regt die Venen an und kräftigt die Venenwände, stärkt die Beckenorgane, ebenso die des Nasen-Rachen-Raums, wirkt schlaffördernd, ableitend, durchblutungsfördernd und blutdrucksenkend.

Zu empfehlen bei: Krampfadern, heißen Beinen, Einschlafstörungen, Kopfschmerzen, Migräne,
Bluthochdruck

Nicht bei extrem niedrigem Blutdruck.

Wichtig:
Nach allen kalten Güssen das Wasser nur abstreifen und warme Wollsocken anziehen.

Vorsicht:
Keine kalten Beingüsse bei Nieren-, Blasen- und Unterleibserkrankungen, bei Kreuzschmerzen, Ischias, Hexenschuss und Menstruation.

Das Armbad wird auch die Tasse Kaffee der Naturheilkunde genannt, weil es die Blutzirkulation anregt und so das Mittagstief nach dem Mittagsessen vertreibt. Außerdem stärkt es die Abwehrkräfte, fördert die Blutzirkulation, regt den Stoffwechsel an, fördert die Durchblutung des Herzmuskels und wirkt schmerzlindernd bei Ellenbogenbeschwerden.
So geht es:
Handwaschbecken mit kaltem Wasser füllen. Arme bis über die Ellbogen für 10 Sek. eintauchen, Wasser zum Herzen hin abstreifen.

Nicht bei kalten Händen anwenden!

Hier noch einige Angaben, welche Wassertemperaturen bei Kneipp-Anwendungen zum Einsatz kommen.
16 – 18° C zur Abhärtung
18 – 20° C bei niedrigem Blutdruck
20 – 22° C bei funktionellen Herz-Kreislaufstörungen
30 – 36° C bei chronischen rheumatischen Erkrankungen

Das Trockenbürsten habe ich bei meinen Fastenausführungen beschrieben.

Die Sauna dient der Entsäuerung über die Haut und beschleunigt die Stoffwechselvorgänge. Jeweils 2 – 3 Tr. Melissen- oder Salbeiöl in die mit Wasser gefüllte Kelle zum Aufgießen geben. Öffnet die Poren und unterstützt die Entgiftung über die Haut.
Saunatee dient zur Unterstützung der Schweißbildung (1/2 Std.

vor dem Saunieren trinken).
Holunderblüten und Lindenblüten zu gleichen Teilen mischen. Von dieser Mischung 2 TL mit ½ l kochendem Wasser übergießen und zugedeckt 10 min. ziehen lassen.

Den Leberwickel habe ich bei meinen Ausführungen zum Fasten bereits beschrieben.

Eine wunderbare Methode zur Unterstützung der Basenkur ist die Kräuterstempelmassage!

Die Massage verbindet Kräuter – Öle – Wärme und ist ein Wohlfühlerlebnis für Körper, Geist und Seele. Sie verbindet die Wirkung von Massage, Wärme und Wirkung der Heilpflanzen.
Die Wärme dient der Entspannung, fördert die Durchblutung, trägt zur Stressreduzierung bei, lindert Schmerzen und wirkt beruhigend auf das Nervensystem. Die Heilpflanzen und Öle unterstützen je nach Inhaltsstoffen unterschiedliche Systeme im Körper.

Es handelt sich um eine sehr ölige Massage, aber auch um ein Peeling. Durch die Reibung des Stoffes und der darin eingepackten Kräuter wird die oberste Schicht der Hornschuppen (alternde Hautzellen) abgetragen.
Die Stempel werden auf 40 – 60° in Sonnenblumenöl erhitzt, wodurch die getrockneten Pflanzen aufgeschlossen werden und ihre Inhaltsstoffe freigeben. Streichungen und kreisende Stempelführungen arbeiten die Wirkstoffe über die Haut ins Bindegewebe und entfalten dort ihre Wirkung. Sie lösen dort Säuren und Giftstoffe, die dann über Harn und Haut ausgeleitet werden. Die Haut fühlt sich nach der Massage wunderbar zart und weich an.
Einleitend wird eine Ölmassage mit einer warmen Ölmischung

aus Sonnenblumenöl, Jojobaöl und Nachtkerzenöl gemacht.

Die Auswahl der Pflanzen und das Massagetempo beeinflussen die Wirkung der Massage.
Stoffwechsel anregend und Giftstoffe ausleitend, wirken z. B. Löwenzahn, Birke, Brennnessel, Goldrute, Beifuß, Johanniskraut.
Beruhigend wirken Melisse, Hopfen, Lavendel, Johanniskraut.
Bei Hautproblemen können Pflanzen mit pflegenden und entzündungshemmenden Eigenschaften eingesetzt werden, z. B. Kamille, Schafgarbe, Verbene, Rose, Lavendel.

Eine vermehrte, lokale Durchblutung der Haut, verbunden mit einer leichten Rötung findet statt. Dadurch wird der Entgiftungsprozess aktiviert, ein Abtransport von Säuren und Giften findet statt, der Gewebestoffwechsel wird erhöht und dadurch auch der Lymphfluss angeregt.
Es findet eine Entspannung statt, die die stressbedingten Beschwerden und deren Auswirkungen lindert. Die Stresshormone werden reduziert.
Außerdem wird das Immunsystem gestärkt und Wunden heilen besser ab.

Massage:
Entspannung, Durchblutung, Stressreduzierung, lindert Schmerzen und wirkt beruhigend auf das Nervensystem.

Wärme:
Entspannung, Durchblutung, Stressreduzierung, lindert Schmerzen und wirkt beruhigend auf das Nervensystem.

Heilpflanzen und Öle:
Unterstützen je nach Inhaltsstoffen unterschiedliche Systeme im Körper.

Ätherische Öle für die Basenkur

Unterstützung der Entschlackung: Douglasie, Geranie, Wacholder, Wiesenkönigin, Zitrone

Anregung des Lymphflusses: Grapefruit, Immortelle, Lemongras, Wiesenkönigin, Zistrose, Zitrone

Entgiftung und Entschlackung der Haut: Douglasie, Geranie (eines der wichtigsten Hautreinigungsöle), Lemongras (bei fetter Haut), Myrte, Orange, Rosmarin, Zeder.
Besonders schweißtreibend wirken Kampfer, Thymian, Wacholder und Ysop.

Basisch kochen

Wie ich schon erwähnt habe – wir kochen in dieser Kur selbst! Basisch! Nicht nach der Regel 80:20, sondern komplett basisch (bis auf wenige Ausnahmen, die sich nicht umgehen lassen). Warum? Ich bin überzeugt, dass meine Teilnehmer die Rezepte nicht nachkochen, wenn ich sie ihnen nur an die Hand gebe. Zum einen, weil sie manche Zutaten nicht kennen und zum anderen, weil sie glauben, dass die Rezepte nicht schmecken. Wenn sie selbst kochen und essen, was sie gekocht haben, wissen sie auch, wie es schmecken muss, lernen die unbekannten Zutaten kennen und wissen die Mengen. Deshalb ist die Kur sehr nachhaltig und regt an, weiterzumachen, evtl. nach der Regel 80:20, das ist familienverträglicher. Ganz gut finde ich, wenn sich Ehepaare anmelden. Dann sind beide auf dem gleichen Wissensstand und Frau hat es leichter. Außerdem lernt der Mann ebenfalls kochen und kann die Frau zu Hause entlasten.

Einen ersten Eindruck, welche Lebensmittel basisch und damit erlaubt sind, geben folgende Listen:

Obst

Äpfel, Ananas, Aprikosen, Avocado
Bananen, Birnen
Granatäpfel
Kirschen, Kiwis
Mangos, Mirabellen, Melonen
Nektarinen, Pfirsiche
Pilze: Champignons, Austernpilze
Papaya, Pfirsiche, Pflaumen, Quitten
Reineclauden, Rhabarber

Sternfrüchte
Weintrauben, weiß und rot
Zitrusfrüchte, Zwetschgen

Beeren:
Brombeeren, Cranberry, Erdbeeren, Heidelbeeren, Himbeeren, Johannisbeeren rot, weiß und schwarz, Preiselbeeren, Stachelbeeren

Trockenfrüchte (ungeschwefelt):
Ananas, Apfel, Aprikosen, Bananen, Datteln, Feigen, Gojbeeren, Mango, Rosinen, Zwetschgen

Nüsse und Samen:
Chiasamen, Erdmandeln, Hanfsamen (geröstet), Haselnüsse, Kokosflocken, Kürbiskerne, Leinsamen, Macadamianüsse, Mandeln u. Mandelmus, Mohn, Paranüsse, Sesam, Sonnenblumenkerne, Sesammus (Tahin), frische Walnüsse

Algen
Sind zwar basenbildend, aber nur in geringen Mengen verzehren (Jodgehalt): Arame, Hijiki, Nori, Wakame

Gemüse
Algen, Auberginen
Blumenkohl, grüne Bohnen, Brokkoli
Chicorée, Chinakohl
Erbsen (frisch), Fenchel, Frühlingszwiebeln
Grünkohl, Gurken
Karotten, Kartoffeln, Knollensellerie, Kohlrabi, Kürbis
Lauch
Mangold, Navets (weiße Rübchen), Okraschoten,
Paprika, Pastinake, Petersilienwurzel
Radieschen, Rettich, Romanesco, Rote Bete, Rotkohl, weiße

Rübchen, schwarzer Rettich
Schalotte, Schwarzwurzel, Spinat, Spitzkohl, Staudensellerie, Stielmus, Süßkartoffel,
Tomate, Topinambur,
Weißkohl, Wirsing,
Zucchini, Zuckerschoten, Zwiebeln

Salate:
Kopfsalat, Batavia, Eichblattsalat, Eisbergsalat, Endivien, Feldsalat, Frisée, Lattich, Lollo rosso und bianco, Melde, Portulak, Radicchio, Romana, Rucola

Gewürze
Bockshornkleesamen, Kardamom, Koriander, Cumin, Gomasio, Kümmel, Kurkuma, Lavendel, Paprika, Pfeffer, Piment, Safran, Schabzigerklee, Schwarzkümmel, Vanille, Zimt, Zitronenpfeffer

Pilze:
Austernpilze, Champignons, Egerlinge, Kräuterseitlinge, Maronenpilze, Morcheln, Mu-Err-Pilze, Parasol, Pfifferlinge, Shiitake, Steinchampignons, Steinpilze, Trüffel

Kräuter
Basilikum Bohnenkraut, Borretsch, Brennnessel, Brunnenkresse, Chili, Dill, Fenchel, Gänseblümchen, Giersch, glatte Petersilie, Ingwer, Kamille, Kapern, Kapuzinerkresse, Kerbel, Koriander, Kresse, Liebstöckel, Löwenzahn, Majoran, Meerrettich, Melde, Melisse, Muskatnuss, Nelken, Oregano, Petersilie, Minze, Rosmarin, Salbei, Sauerampfer, Schnittlauch, Thymian, Ysop, Zitronenmelisse, Zitronenthymian

Sprossen und Keime
Alfalfa, Bockshornklee-Sprossen, Brokkolisprossen, Getreide-

keimlinge, Linsensprossen, Mungobohnensprossen, Radieschensprossen, Rettichsprossen, Sonnenblumen-Sprossen …

Getränke:
Mineralwasser, still, Quellwasser,
Apfelsaft, Zitronenwasser, Ingwerwasser, Kräutertees,
grüne Smoothies, Früchte-Smoothies (wenig!)

Nahrungsmittel, die wir **vermeiden**, da sie säurebildend sind:

Tierisches
Jede Art von Fleisch
Alle Wurstwaren, Schinkenarten, Fleischbrühen
Alle Fische und Schalentiere
Milchprodukte (auch Schaf und Ziege)
Alle Käsesorten, auch Frischkäse
Eier

Pflanzliches
Hülsenfrüchte, auch Soja
Spargel, Rosenkohl, Artischocken

Getränke
Kohlensäurehaltige Getränke (auch Mineralwasser)
Bohnenkaffe, Getreidekaffee, koffeinfreier Kaffee, Instantkaffee
Schwarzer Tee, Früchtetee, Matetee, grüner und weißer Tee (enthält Gerbstoffe, die Säuren bilden), Eistee mit Zucker oder Süßstoff, Softdrinks wie Limonade, Cola, Fruchtgetränke, Energy Drinks,
Alkohol

Süßes
Zucker
Süßigkeiten (mit Fabrikzucker, Vollrohrzucker oder anderen Zuckerersatz-Produkten gesüßt)
Lakritze
Kaugummi (auch zuckerfrei)
Eis (auch Wasser-, Joghurt- und Sojaeis)
Honig (neutral!)

Getreideprodukte
Alle Vollkornprodukte (schwach säurebildend)
Alle Weißmehlprodukte (stark säurebildend)
Alle Teigwaren aus Weißmehl
Essener Brot – traditionell mit gekeimtem Getreide hergestellt (schwach säurebildend)
Geschälter und polierter Reis

Fette und Öle
Margarine, auch Diätmargarine
Gehärtete, raffinierte Fette und Öle
Billige Salatöle
Alle Fertigprodukte, die Säurebildner enthalten!

Seelische Säurebildner
Stress, Hetze, Demütigungen
Hastiges Essen, Kantinenessen
Bewegungsmangel
Übertriebenes Training u. Leistungssport
Schlafmangel
Angst, Wut, Ärger (negative Emotionen)

Schwach säurebildende Lebensmittel für die Zeit nach der Basenkur!
Bio-Getreide (Dinkel, Kamut, Gerste – etwa als Keimbrot oder

in Sprossenform)
Getreideprodukte wie Bulgur, Couscous
Pseudo-Getreide wie Buchweizen, Quinoa, Amaranth,
Bio-Hafer und Haferflocken (selbst geflockt)
Hirse und Vollkornreis
Hülsenfrüchte
Kakaopulver (Bio)
Bio-Mais und -produkte daraus (Polenta, Mais-Nudeln, etc.)
Nüsse
Ölsaaten
Eier (wenig)
Butter, Butterschmalz, Sahne (Bio), Schmand werden als neutral eingestuft!

Senf und Essig (neutral bis schwach säurebildend), Apfelessig = basisch)
Honig (neutral)

Getränke
Grüntee, zubereitet mit niedrigen Temperaturen und kurzer Ziehdauer
Lupinenkaffee
Hochwertige pflanzliche Drinks wie Reis-, Hafer-, Sojadrinks ohne Süßungsmittel,
künstliche Aromen, Verdickungsmittel

Es kursieren viele solcher Listen, die voneinander mehr oder weniger abweichen. Ich habe sie nach dem Prinzip der Vollwertigkeit ausgewählt, nicht nach dem Prinzip „wissenschaftlich erhärtet“.

Außerdem ist es mir wichtig, dass meine Teilnehmer*innen lernen, weniger wegzuwerfen, sondern wiederzuverwerten. Sie lernen, vollwertig zu denken und zu kochen (d. h. dass das

Gemüse nur geschält wird, wenn die Schale hart oder faserig ist). Vollwertig heißt nämlich: den vollen Wert des Lebensmittels zu erhalten und nicht nur Einzelteile davon. Das schmeckt in der Regel besser und ist auch bekömmlicher, da alle Vitalstoffe enthalten sind. Ich habe eine sehr gute Gemüsebürste, die Erde und Schmutz beseitigt. Das Gemüse wird dann unter fließendem Wasser abgebürstet und verwendet.

Damit wäre ich bei der Ernährung angelangt. Gleich, ob basenbildend oder säurebildend (dies gilt nur für die Basenkuren) koche ich nach den Grundsätzen der Vollwertigkeit. Außerdem bin ich Vegetarierin (bis auf sehr wenige Ausnahmen).

Was die Bibel über die Ernährung sagt

Schauen wir doch zuerst in die Bibel, sie sagt auch etwas zu unserer Ernährung und wir haben eingangs gemerkt, dass die Bibel immer recht hat. Schon immer! Also macht es Sinn, sie zu studieren und mögliche Ordnungen auch zu befolgen. Es geht für uns immer schlecht aus, wenn wir Gottes Wort ignorieren.

Geist, Seele und Leib gehören zusammen und Gottes Liebe gilt immer dem ganzen Menschen,
d. h. auch unserem Leib! Und darum geht es mir heute bei meinen Ausführungen: Die Bibel kennt keine Leibfeindlichkeit.

1. Thess. 5, 23:
„Der Gott des Friedens heilige euch völlig;
und vollständig möge euer Geist, Seele und *Leib*
untadelig bewahrt werden bei der Ankunft
unseres Herrn Jesus Christus."

Und so finden wir in der Bibel im wahrsten Sinne des Wortes – lebens- und leibwichtige Informationen – gerade in den Sprüchen ist über dieses Thema viel zu finden, hier ein Beispiel:

Sprüche 4, 20 – 22
„Mein Sohn, höre gut zu und pass' auf, was ich dir sage! Verachte meine Worte nicht, sondern präg' sie dir fest ein! Sie geben dir ein erfülltes Leben und erhalten dich gesund."

Man wünscht sich zu den verschiedensten Anlässen „Gesund-

heit“. Meist bekommt man dann die Antwort: „Gesund sein“ das ist doch die Hauptsache! Fit sein und ausreichend zu essen haben – ist das alles?
Mt. 15, 34 – 38:
Jesus sättigte 4000 Menschen mit sieben Broten und ein paar Fischen – aber er sagt auch, dass ein voller Bauch allein noch nicht den Sinn des Lebens ausmacht!
Römer 14.17
Denn das Reich Gottes ist nicht Essen und Trinken, sondern Gerechtigkeit und Friede und Freude im Heiligen Geist.

In 5. Mose 32,47 wird uns unmissverständlich klar gemacht, dass die Anweisungen in Gottes Wort wichtig sind, ja dass sie lebensnotwendig sind!
„Diese, meine Anweisungen sind nicht nur leere Worte – sie sind Euer Leben!“

Der Psambeter in Psalm 119, Vers 33 und 64 bittet:
„Lehre mich Herr, den Weg deiner Ordnungen“ (Vorschriften).

Und was sagen uns diese lebensnotwendigen, schöpfungsgemäßen Ordnungen?
Nichts anderes, als dass wir natürlich leben sollen. Natürlich leben – was kann das heißen?
z. B.:
- Frische Luft
- Naturbelassene Lebensmittel
- Kein Fastfood und keine Zusatzstoffe

Was heißt das in Bezug auf unsere Gesundheit und Ernährung?
In 1. Mose 1,27 steht „er schuf den Menschen zu seinem Bilde, zum Bilde Gottes schuf er ihn; und schuf sie als Mann und Frau“.
Gott schuf uns als sein Bild! Welch ein Anspruch resultiert

daraus an uns!
Und nun kommt in Vers 29 bereits Gottes Hilfestellung für uns in Form einer Ernährungsempfehlung:
Und Gott sprach: „Seht her! Ich habe euch die Samen tragenden Pflanzen auf der ganzen Erde und die Samen tragenden Früchte der Bäume als Nahrung gegeben."

Hebr. Text: Diese Auflistung der Nahrung ist im hebräischen Text wesentlich deutlicher formuliert:
„Das soll euch zur Speise werden!"
Hier befiehlt Gott geradezu, was gegessen werden muss: Das soll euch zur Speise dienen! Das habt ihr zu essen!

2 x kommt im Vers 29 der Hinweis auf „Samen tragend". Das hat in der Bibel immer eine wichtige Bedeutung!
Gott kommt es auf den Samen an!
Im Samen sichert der Schöpfer der Pflanze ihre Vermehrung, ihr Überleben. Deshalb legt er in den Samen das Beste hinein = Grundnahrungsmittel der Bibel!

In 1. Mose 3, Vers 18 kommt nun die 2. Ernährungs"empfehlung" Gottes:
„Dornen und Distel soll er (der Ackerboden, den Gott verflucht hatte) dir tragen und du sollst das Kraut auf dem Felde essen"
Wir nennen es heute Gemüse!

Nun, die Menschen hatten die Gunst Gottes verspielt durch ihr sündiges Treiben und Gott wollte sie vernichten. Mit Noah schloss Gott jedoch einen Bund und versprach ihm Rettung. Er sollte mit seiner Frau, seinen Söhnen und seinen Schwiegertöchtern und jeweils einem Paar von allen Tieren in die Arche gehen.
Und so wird einige Kapitel später in 1. Mose 9, 2 – 4 Noah angewiesen, die Arche zu verlassen und Gott gab eine weitere

Ernährungsanweisung:
„Alle Tiere und alle Vögel werden große Angst vor euch haben. Ich habe alle Tiere – auch die Fische in eure Hand gegeben.“
In der Lutherbibel heißt es weiter: „Alles was sich regt und lebt, das sei eure Speise; wie das grüne Kraut habe ich euch alles gegeben. Allein esst das Fleisch nicht mit seinem Blut, in dem sein Leben ist!“ (Bedingung)

In Psalm 104,15 bekommen wir noch die Erlaubnis zum Genießen:
„… dass der Wein erfreue des Menschen Herz und sein Antlitz schön werde vom Öl und das Brot des Menschen Herz stärke.“
Und auch die Sprüche reden von Genießen – aber auch vom Maßhalten!

Spr. 24.13
„Mein Sohn, iss‘ Honig, denn er ist gut und schmeckt so süß …“

Spr. 25.27
„Zuviel Honig essen ist nicht gut …“

Spr. 25.16
„Findest du Honig, so iss davon nur, soviel du bedarfst, dass du nicht zu satt wirst und speist ihn aus.“

Gott meint es gut mit uns!
5. Mose 8, 7 – 9
„Denn der Herr, Dein Gott, bringt dich in ein schönes Land, ein Land mit Wasserbächen, Quellen, Fluten, die in den Tälern und an der Bergen hervorströmen; ein Land mit Weizen, Gerste, Reben, mit Feigen- und Granatbäumen, ein Land mit Ölbäumen und Honig.“

5. Mose, 26.15
Sieh herab von deiner heiligen Wohnung im Himmel und segne dein Volk, die Israeliten, und das Land, das du uns gegeben hast – ein Land, in dem Milch und Honig fließen –, so wie du es unseren Vorfahren mit einem Eid versprochen hast.

Schauen wir uns noch mal die Ernährungsempfehlungen Gottes im Überblick an:
– Getreide als Grundlage unserer Ernährung, als Voraussetzung für unser Wachstum und unseren
täglichen Bedarf an Energie
– Obst mit seinen wertvollen Vitalstoffen
– Gemüse als nach-paradiesische Ergänzung unserer Ernährungsgrundlagen
– Fleisch, das von Noah und seinen Söhnen nach der Sintflut gegessen werden durfte und erst
an vorletzter Stelle steht.
– Genussmittel – in der Bibel ist meist von Wein oder Most die Rede, Zucker kennt die Bibel nicht,
aber Honig!

Noch ein Wort zu den Vegetariern:
Von Adam bis Noah haben die Menschen kein Fleisch gegessen – waren also Vegetarier.
Erst nach der großen Sintflut lesen wir, dass Gott Noah und seinen Nachkommen den Verzehr von Fleisch gestattet hat!

Siehe Daniel: König Nebukadnezzar ließ junge, gesunde, gut aussehende Israeliten an seinen Hof holen und ließ sie 3 Jahre lang ausbilden. Sie bekamen täglich von der Tafel des Königs zu essen.
Daniel und seine Freunde wollten dies jedoch nicht, um nicht unrein zu werden. Gehorsam! Er bat also den Aufseher, dass sie nur Gemüse essen und Wasser trinken dürfen und nicht

Wein und Unmengen von Fleisch.
»Mach doch einmal zehn Tage lang einen Versuch mit uns«, bat er ihn. »Lass uns Gemüse essen und Wasser trinken! Danach vergleichst du unser Aussehen mit dem der andern jungen Leute, die ihr Essen von der Tafel des Königs bekommen. Und dann entscheidest du, was weiter geschehen soll!«
Der Aufseher war einverstanden und ging auf den Versuch ein.
Nach Ablauf der zehn Tage zeigte es sich, dass Daniel und seine Freunde sogar besser und kräftiger aussahen als die andern jungen Leute, die ihr Essen von der königlichen Tafel erhielten.
Da ließ er ihnen weiterhin Gemüse geben; den Wein und die für sie bestimmten Speisen stellte er weg.

Die in der Bibel vorgegebene Reihenfolge unserer Speisen hat eine ganz besondere Bedeutung für unsere Gesundheit:
Stufen 1 – 3 Lebensmittel mit vielen Vitalstoffen
Stufe 4 – 5 Lebensmittel mit wenig oder gar keinen Vitalstoffen

Zum Nachdenken: Wie sieht die Reihenfolge auf Ihrem Teller aus?

Was zählt denn nun zu den Vitalstoffen?
Vitamine, Mineralstoffe, Spurenelemente, Enzyme, ungesättigte Fettsäuren, Aminosäuren, Ballaststoffe, Aromastoffe, sekundäre Pflanzenstoffe (Bioaktivstoffe)
Wozu brauchen wir die Vitalstoffe?
Sie erhalten Gesundheit, Wohlbefinden und Leistungsfähigkeit wirken vorbeugend gegen Krankheiten (sekundäre Pflanzenstoffe),
sorgen für einen guten Stoffwechsel und einen gesunden Darm.
Sie befinden sich in naturbelassenen, vollwertigen Lebensmitteln in ihrer natürlichen Form und in der richtigen Mengenzu-

sammensetzung.

Wir haben von Gott einen natürlichen Körper bekommen und dieser kann auch nur mit natürlichen Lebensmitteln gut umgehen.
Vitaminpillen und Nahrungsergänzungsmittel (NEM) jedoch sind chemisch zusammengebaute Produkte, die weder in der Wirkung noch in der mengenmäßigen Zusammensetzung den natürlichen Vitalstoffen in Lebensmitteln gleichkommen!

Vorsicht vor Nahrungsergänzungsmittel (NEM)
Sie haben auf die Gesundheit Auswirkungen – werden aber nicht wie Arzneimittel auf ihren Nutzen hin überprüft.
Die Einnahme von NEM kann also als eine Art Selbstversuch gelten – Ausgang unabschätzbar!
NEM haben oft gefährliche Nebenwirkungen, verursacht durch Überdosierung, Kombination mehrerer Präparate und Wechselwirkungen mit anderen Medikamenten (Verbraucherzentrale NRW)
Sie werden fälschlicherweise als Lebensmittel bezeichnet. (EU-Richtlinie 2002/46/EG)
NEM sind künstlich zusammengesetzte Mittel, die physiologisch ganz andere Wirkungen haben als die in der Natur gewachsenen Lebensmittel.
Mit NEM sind Krankheiten nicht zu verhüten!
Mit NEM kann minderwertiges Essen nicht ausgeglichen werden!

Ich empfehle sie nur in schweren Fällen von Vitalstoffmangel und dann gezielt. Es wird im Labor ein Vitalstoffstatus gemacht, der aussagt, von welchem Vitalstoff zu wenig da ist und dieser kann dann vorläufig mit qualitativ hochwertigen NEM und in der richtigen Dosierung ausgeglichen werden.
Wenn der erste Mangel beseitigt ist, wird mit vitalstoffreicher

Ernährung weitergemacht.

Damit die am Stoffwechsel beteiligten „Zahnrädchen“ gut ineinandergreifen und sich gegenseitig unterstützen können, brauchen wir alle Vitalstoffe in der richtigen Zusammensetzung!
So wie sie in naturbelassenen, frischen, vollwertigen Lebensmitteln vorhanden sind!

Der Stoffwechsel nach Gottes Ordnungen:

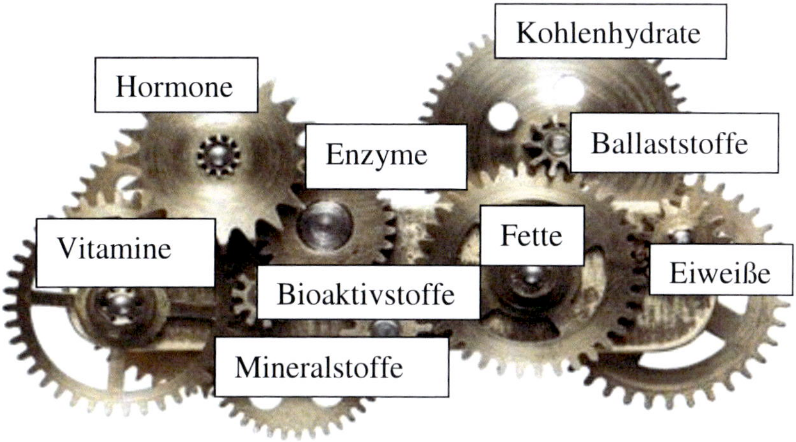

Auch die in winzigen Mengen vorkommenden Bioaktivstoffe (sekundäre Pflanzenstoffe) sichern zum einen der Pflanze das Überleben in ihrer Umwelt und zum anderen haben sie für den Menschen gesundheitsförderliche Wirkungen, z. B.:
Antioxidative Wirkung, d. h. sie wirken gegen frei Radikale. Diese können das Erbgut schädigen, sind am Alterungsprozess beteiligt und verändern die Zellmembranen.
Antimikrobielle Wirkung (gegen Mikroorganismen gerichtet). Sie hemmen also das Wachstum von z. B. Bakterien, Pilzen, etc.
Entzündungshemmende Wirkung
Verdauungsfördernde Wirkung
Krebsvorbeugende Wirkung

Immer wenn wir pflanzliche Lebensmittel verzehren, d. h. Getreide, Obst und Gemüse (Stufe 1 – 3 der biblischen Ernährungspyramide) nehmen wir eine Ration dieser Sekundärstoffe zu uns, nämlich tgl. 1,5 g! Mehr brauchen wir auch gar nicht.

Daran merken wir, wie hinter allem die unbegreifliche, wunderbare göttliche Weisheit steht und die komplizierten Stoffwechselvorgänge in unserem Körper nach schöpfungsgemäßen Gesetzen zu unserem Wohl steuert. Hier wirkt der Segen Gottes über die Menschheit.

Ich empfinde es als eine Beleidigung des Schöpfers, wenn der Mensch den künstlich hergestellten chemischen Produkten mehr vertraut als Gottes Pflanzenwelt. Sie kann nicht bei den schwer-wiegenden Krankheiten helfen, aber lindern und unterstützen. Man braucht auch die ärztliche Kunst und vor allen Dingen Gottes Hilfe, wie sie uns in Mt. 8.17 zugesagt ist: „Damit erfüllt würde, was durch den Propheten Jessaja geredet ist, der spricht: „Er selbst nahm unsere Schwachheiten und trug unsere Krankheiten.“

Sprüche 4.22
Denn Leben sind sie (Gottes Worte) denen, die sie finden, und Heilung für ihr ganzes Fleisch.

Ein weiteres Schlagwort ist der Begriff „vollwertig“.

Wir unterscheiden bei unserer Ernährung zwischen Lebensmitteln und Nahrungsmitteln.

Lebensmittel sind Mittel zum Leben!
Sie sind lebendig! (Haben noch einen eigenen Stoffwechsel – pflanzliche Nahrung)

Dazu zählen natürliche oder mechanisch zerkleinerte oder fermentativ veränderte Produkte, deren Vitalstoffe sind erhalten und sorgen für einen reibungslosen Stoffwechsel.

Kohlenhydrate können z. B. nicht vollständig abgebaut werden, wenn dem Organismus das Vitamin B1 fehlt. Gott hat es so eingerichtet, dass das Vitamin B1 in allen Naturprodukten enthalten ist, in denen Kohlenhydrate vorhanden sind – Gott hat es immer schon gewusst!

Einen erhöhten Vitamin C-Bedarf haben starke Raucher (40 % mehr). Auch Schwangere und Kinder haben einen höheren Bedarf an Vitalstoffen – nur Lebensmittel können das!

Nahrungsmittel – man hat sie in der alten Ernährungslehre über die Vitalstoffe gestellt.
Wir brauchen alle drei, die Lebensmittel, die Nahrungsmittel und die Vitalstoffe für die Gesundheit!
Die Grundnährstoffe „Eiweiße, Kohlenhydrate und Fette“ sind wichtig, aber sie können uns die Vitalität und damit auch die Gesundheit nicht sichern! Sie füllen den Magen und geben Energie. Aber – ohne Vitalstoffe können sie nicht vollständig verstoffwechselt werden, es käme zu Stoffwechselstörungen.
Dazu zählen alle erhitzten, konservierten und präparierten Nahrungsmittel. Dazu zählen auch die Fertigmahlzeiten aus dem Supermarkt – sie haben bestimmt keine Vitalstoffe mehr!

Kurz zusammengefasst sollte unsere Nahrung so aussehen:
Täglich sollten wir
Vollkornbrot
Frischkorn-Müsli(-brei)
Frischkost (rohes Obst und Gemüse, Salate)
Naturbelassene Fette
zu uns nehmen. Das sichert uns unsere Gesundheit und hält unseren Stoffwechsel aktiv.

Vermeiden sollten wir
Zucker in jeglicher Form

Auszugsmehle und Produkte daraus
Alle raffinierten Fette und Öle
Unverdünnte Säfte in großer Menge

Schauen wir uns mal die Liste der Krankheiten an, die durch Nichtbeachten der biblischen Ernährungsratschläge entstanden oder begünstigt sind:

Herz-Kreislauf-Erkrankungen, wie z. B. Bluthochdruck, Verengung der Herzkranzgefäße, chron. Herzschwäche und Schlaganfall. Sie sind die häufigsten Todesursachen – weltweit stirbt jeder Dritte an diesen Erkrankungen.
Krebs ist zur zweithäufigsten Todesursache geworden. Es werden jedes Jahr 340.000 neue Fälle registriert. Trotz des medizinischen Fortschritts sterben 210.000 Menschen an den Folgen der Krankheit. Ist uns aber bewusst, dass 30 – 40 % der Krebserkrankungen auf unsere falschen Essgewohnheiten zurückzuführen sind? Durch falsche Ernährung entsteht häufiger Krebs als durch das Rauchen, das für 25 – 30 % der Krebserkrankungen verantwortlich ist.
Übergewicht, Fettsucht
Erhöhte Blutfettwerte
Erhöhte Harnsäure
Erhöhter Cholesterinspiegel
Gallensteine
Zahnkaries
Diabetes
Stuhlverstopfung
Schilddrüsenvergrößerung
Arteriosklerose
Leberschwäche, Leberzirrhose
Arthrose/Arthritis

Tausende von Statistiken und Berichten dokumentieren die

Anzahl ernährungsbedingter gesundheitlicher Probleme, die durch die Ernährung mit einer zu großen Menge an tierischen Eiweißen und Fetten entstehen.

Tierische Produkte stehen aber erst an 4. Stelle der Ernährungsaufstellung. Ein Zuviel bedeutet unnatürlich, ungesund und noch dazu teuer! (Tierische Nahrungsmittel kosten ca. 7 x mehr wie pflanzliche! Besonders wenn man auf Qualität achtet!)

Gott hat uns die Versorgung versprochen – schon zu Zeiten von Mose:
5. Mose 8, 7 – 8
„Denn der Herr, Dein Gott, bringt dich in ein schönes Land, ein Land mit Wasserbächen, Quellen, Fluten, die in den Tälern und an der Bergen hervorströmen; ein Land mit Weizen, Gerste, Reben, mit Feigen- und Granatbäumen, ein Land mit Ölbäumen und Honig."

Und 5. Mose 26.15
Sieh herab von deiner heiligen Wohnung im Himmel und segne dein Volk, die Israeliten, und das Land, das du uns gegeben hast – ein Land, in dem Milch und Honig fließen –, so wie du es unseren Vorfahren mit einem Eid versprochen hast.

Und er meint es auch heute wirklich gut mit uns:
Er stellt uns die ganze Fülle seiner Schöpfung in ihrer großen Vielseitigkeit zur Verfügung und sichert uns damit unsere Gesundheit.
Und billig ist diese einfache und natürliche Ernährung mit Vollkorngetreide, Obst und Gemüse obendrein – besonders wenn wir einen eigenen Garten haben.

Auch die Jünger Jesu schätzten diese einfache Grundnahrung,

wie in Lk. 6.1 zu lesen ist:
Und es begab sich an einem Sabbat, dass er durch ein Kornfeld ging; und seine Jünger rauften Ähren aus und zerrieben sie mit den Händen und aßen.

Heute muss es schon ein Burger von McDonald's sein oder ein Döner (siehe Dönerbuden in der Nähe von Schulen – wenn von einer Zwischenmahlzeit die Rede ist.)

Die meisten Menschen wollen nichts von einer Ernährungsumstellung hören. Wir können aber durch das Zeugnis unserer Lebensweise auch hier Vorbild sein:

Corrie den Boom*
„Die Welt liest nicht die Bibel, sie liest Dich und mich!"

Corrie ten Boom, eigentlich Cornelia Johanna Arnolda ten Boom (15. April 1892 in Amsterdam; † 15. April 1983 in Placentia, Kalifornien) war eine niederländische Christin, Religionslehrerin und Evangelistin, die während der nationalsozialistischen deutschen Besetzung der Niederlande eine Untergrundorganisation gründete, mit der zahlreiche Juden vor dem Holocaust gerettet wurden. Dafür wurde sie später von der Holocaustgedenkstätte Yad Vashem mit dem Ehrentitel Gerechter unter den Völkern ausgezeichnet.
Von der Königin der Niederlande wurde Corrie ten Boom in Anerkennung ihres selbstlosen Einsatzes während des Zweiten Weltkriegs zum Ritter geschlagen.

An 1. Stelle der biblischen Auflistung stehen die samentragenden Pflanzen, hierzu zählt eindeutig das Getreide, die – Grundlage der Ernährung.
Jesus bezeichnet sich ja selbst als das Brot des Lebens in Joh. 6.35: Ich bin das Brot des Lebens: Wer zu mir kommt, der wird

nicht hungern. Das Brot begegnet uns im „Vater unser“ und beim Abendmahl.

Unser tägliches Brot gib uns heute.
Matth. 6,11

... weil ihr (mit Brot) gesättigt worden seid.
Joh. 6,26

Alle Welt kam nach Ägypten, um Getreide zu kaufen.
1.Mo. 41,57

Ich will einen Bissen Brot holen, damit ihr euer Herz stärkt.
1. Mo. 18,5

Getreide lässt junge Männer gedeihen.
Sach. 9,17

So unterschiedlich die Essgewohnheiten der Menschen weltweit sind – Getreide und Produkte daraus werden überall gegessen, ganz gleich in welcher Form: Brei, Fladen, Suppen oder Brot.

Leider ist aus dem vollen Getreide billiges Auszugsmehl geworden und das schon seit 150 Jahren.

Ursprünglich war alles Getreide Gras. 2004 belegen neue Funde am See Genezareth, dass es dort schon vor 23 000 Jahren Kulturgetreide gab. In anderen Ländern weisen die Funde auf 18 000 Jahre hin.

Wir verpulvern heute unsere Lebensmittel, darunter auch das Getreide:
Straßen und Wohngebiete sind wichtiger als Anbauflächen, es

wird verheizt im wahrsten Sinn des Wortes (Heizmaterial), es treibt unsere Autos an (Biokraftstoff Super E 10), es wird genmanipuliert, um angeblich den Hunger in Armutsländern durch reichere Ernten zu besiegen und es
wird zur Fleischerzeugung missbraucht.

Schauen wir uns doch mal an, wie viel Getreide verbraucht wird, um ein Kilo Fleisch zu erzeugen:

Getreide

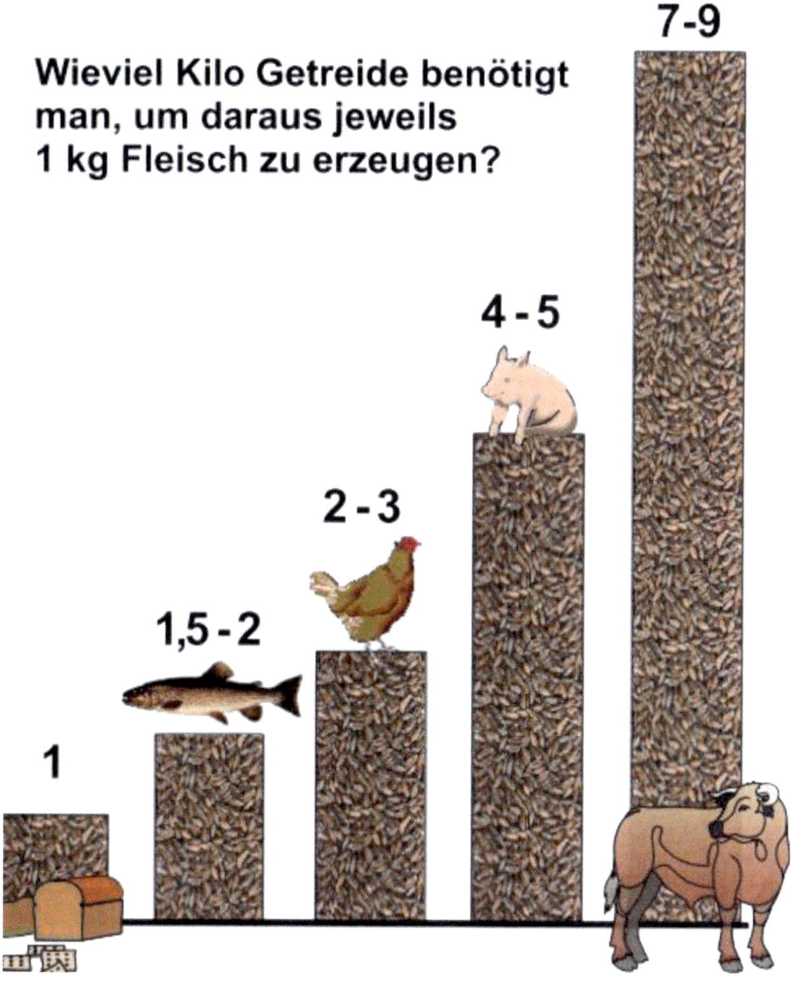
7-9
Wieviel Kilo Getreide benötigt
man, um daraus jeweils
1 kg Fleisch zu erzeugen?
4 - 5
2 - 3
1,5 - 2
1

Der Wert des vollen Getreidekorns ist heute weltweit kaum mehr bekannt!
Wer kennt noch den Spruch unserer Großeltern: Trocken Brot macht Wangen rot? Damit war das Naturprodukt Vollkornbrot gemeint.

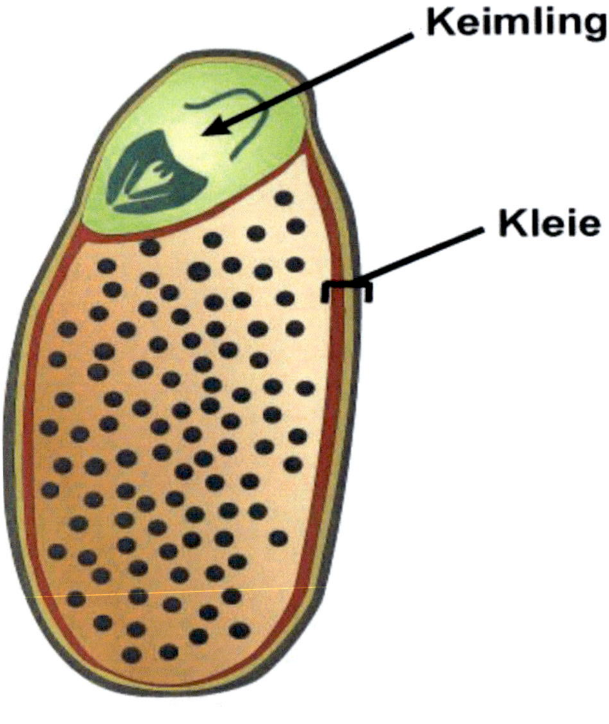

Keim und Kleie machen weniger als 30 % des Kornes aus, enthalten aber
85 % der Vitamine (insbesondere Vit. B1),
80 % der Mineralstoffe,
vor Krebs schützende Antioxydantien,
blutzuckerspiegelsenkende Bioaktivstoffe,
nahezu alle wichtigen Ballaststoffe
Das Wertvolle wird heute nicht mehr geschätzt. Wir mahlen es

einfach weg.
Getreidekorn: Schatzkammer voller Nähr- und Vitalstoffe

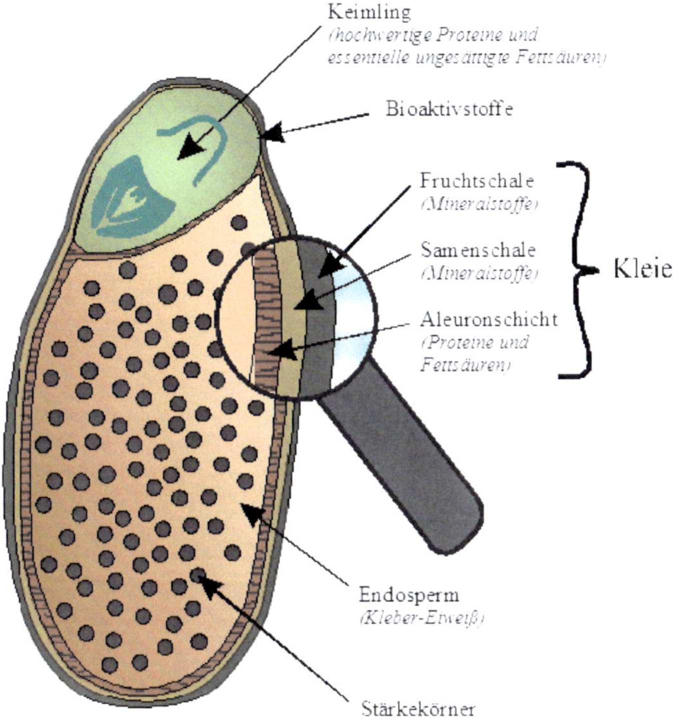

Nährstoffe
Kohlenhydrate
Eiweiße
Fette mit mehrfach ungesättigten Fettsäuren

Vitalstoffe
Mineralstoffe (Phosphate, Kalium, Calcium, Magnesium
Spurenelemente wie Zink, Eisen, Silzium (Kieselsäure), Mangan, Kupfer, Selen, Fluor, Jod

Vitamine: B1, B2, B5 (Pantothensäure), B6, B7 (Biotin), (Folsäure), E, K
Bioaktivstoffe/Antioxydantien (Schutz vor Krebs)
Ballaststoffe (verdauungsfördernd, senken den Cholesterinspiegel und beugen Darmkrankheiten vor)

Handelsübliche Mehle
Ausmahlungsgrad = wie viel Prozent vom Getreide als Mehl übrig bleibt.

Typ	Ausmahlungsgrad	Ballaststoffe auf 100 g Mehl	Mineralstoffe pro 100 g Mehl
Roggenmehl Typ 815	70 %	6,5 g	0,82 g
" 997	75 %	6,9 g	1,00 g
" 1150	80 %	7,7 g	1,15 g
" 1800	95 %	12,0 g	1,80 g
Roggen-Vollkornmehl	100 %	13,5 g	2,03 g

Typ	Ausmahlungsgrad	Ballaststoffe auf 100 g Mehl	Mineralstoffe pro 100 g Mehl
Weizenmehl Typ 405	40 %	3,2 g	0,41 g
" 550	69 %	3,5 g	0,55 g
" 1050	85 %	5,2 g	1,05 g
" 1700	90 %	9,2 g	1,70 g
Weizen-Vollkornmehl	100 %	10,0 g	1,85 g

Typenzahl = wie viel mg Mineralstoffe sind in 100 g Mehl enthalten.
Zum Nachdenken
Um 1920 gab es erste kritische Stimmen zur gesundheitlichen Wirkung des weißen Mehls.
Man kannte damals schon die Wirksamkeit von Vitaminen und

Mineralstoffen und stellte fest:

Durch die Entfernung des Keims fehlt das lebenswichtige Vitamin B1.
Durch die Abschälung der Randschichten fehlen die mineralstoffhaltige Kleie und damit auch die Ballaststoffe.

Die amerikanische Regierung ordnete deshalb die Anreicherung des Auszugsmehls mit Vitaminen und Mineralstoffen an!

Zuerst wird alles Wertvolle entfernt, um es am Ende wieder zuzufügen!
Aber: Das Ganze ist mehr als die Summe seiner Teilchen! (Christian v. Ehrenfels).
Die Behandlung eines Auszugsmehls bringt nicht die Qualität, die das Naturprodukt aus vollem Korn in seiner Ganzheit liefert. Das Mehl bleibt trotz der Anreicherung ein „totes“ Präparat.

Vollkornprodukte – der Gesundheit zuliebe!
Weiße Brötchen sind ernährungsphysiologisch gesehen wertlos – ein gebackener Unsinn!

Warum wiegt Ihr Geld ab für das, was kein Brot ist, und euren Verdienst für das, was nicht sättigt? Hört doch auf mich, und esst das Gute.
(Jes. 55, 2a)

Inhaltsstoffe – Vergleich

	Weißmehl/Graumehl	Vollkornmehl
	mg je kg	mg je kg
Provitamin A	-	3,3
Vitamin B1	0,7	5,1
Niacin (Vitamin B3)	7,7	57,0
Panthotensäure	23,0	50,0
Vitamin E	-	24,0
Kalium	1150,0	4730,0
Calcium	60,0	120,0
Eisen	7,0	44,0

Ballaststoffe – Faserstoffe

Alle naturbelassenen pflanzlichen Produkte enthalten ausreichend Ballaststoffe, während die tierischen Produkte keine Ballaststoffe enthalten. Alle Ballaststoffe sind für uns unverdaulich, aber trotzdem sehr wichtig für unsere Verdauung.

Bei vorwiegend pflanzlicher Ernährung sollten keine zusätzlichen Ballaststoffe (Kleie) gegessen werden! Ein Zuviel kann dazu führen, dass manche Spurenelemente wie Zink, Kalzium, Magnesium oder Eisen mit ausgeschieden werden.

Wie wird Getreide in der BRD heute verwendet?

Rd. 80 % als Futtergetreide

20 % für Brot und Produkte aus Auszugsmehl

2 %!!! vom Gesamtgetreide für Vollkornprodukte

Mit Vollkorn können doppelt so viele Menschen satt gemacht werden wie mit Weißbrot.

Getreide ist auch ein wichtiger Eiweißlieferant! Weizen enthält ca. 12 – 14 % Eiweiß, Roggen etwas weniger (nach Prof. Dr. Berthold Thomas (1996).

Zucker

Zucker zählt bekanntlich auch zu den Kohlenhydraten = isolierter Zucker - Denaturiertes Produkt des Menschen

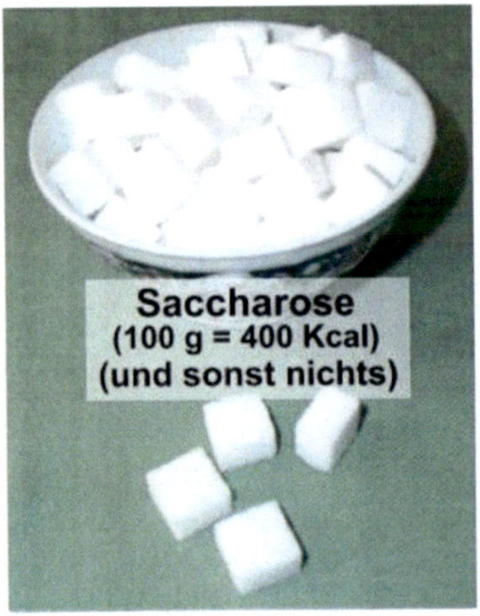

Zucker wird hergestellt aus Zuckerrüben oder Zuckerrohr

Alle Nicht-Zucker-bestandteile der Pflanze sind entfernt.

Übrig bleibt allein der Zweifach-zucker Saccharose und damit nichts außer "leeren" Kalorien und süßem Geschmack.

Der jährliche Verzehr an Zucker liegt bei 36 kg pro Bürger.

Zucker-Herstellung, s. „Gift in der Nahrung" (Curt Lenzner)

Zuckerrüben werden zerschnitzelt und mithilfe von Lauge ausgelaugt.

Zusatz von Ätzkalk, um den Zuckersaft zu reinigen, dabei Vernichtung fast aller Vitamine durch die alkalische Reaktion.

Einleitung von Kohlensäure, um den Kalk auszufällen (saturieren).

In Filterpressen Trennung von Zuckersaft und Schlamm

Behandlung mit Kalziumsulfit (schwefelige Säure) zum Entfärben (bleichen)

Eindampfen – Dünnsaft wird zu Dicksaft.

Kochen im Vakuum bis zur Kristallisation.
Ausschleudern in einer Zentrifuge zur Trennung in Sirup und Rohzucker

Sirup: Mehrfaches Blankkochen, Abkühlen, Kristallisieren und Zentrifugieren, um Melasse zu gewinnen. Melasse hat einen hohen Gehalt an Nicht-Zuckerstoffen und wird zur Spiritusbereitung und Viehfütterung benutzt.

Rohzucker muss in den Zuckerraffinerien in Verbrauchszucker verwandelt werden mittels einer weiteren Reinigung mit Kalk-Kohlensäure, eines nochmaligen Bleichens mit schwefliger Säure,
filtrieren durch Knochenkohle und „auf Korn kochen".

Zucker schadet unserem Organismus auf vielfältige Art und Weise:
Er verändert das Mundklima und macht es sauer. Die Säure greift die Zähne an und verursacht Karies. Süßen Tee oder unverdünnte Fruchtsäfte für Kinder sind schädlich. Kleinkinder haben schon im Schulalter schlechte Zähne, zum Teil sind die Milchzähne abgefault.

Er ist ein Kalziumräuber, d. h. dass er für seine Verstoffwechslung Kalzium braucht. Hat der Mensch nicht genügend Kalzium zugeführt, entzieht der Zucker den Knochen das Kalzium – Osteoporose droht.

Außerdem ist er ein Vitamin B1-Räuber, d. h. der braucht für seine Verstoffwechslung Vitamin B1. Wurde dem Körper nicht genügend Vitamin B1 durch Vollkornprodukte und -brot zugeführt, fehlt es Gehirn und Nerven. Dort wird es am dringendsten gebraucht.

Ist Brauner Zucker wirklich gesünder?

Brauner Zucker = unsauber und ungereinigt – daher die braune Farbe!

Er ist nicht gesünder als weißer Zucker! Man müsste ca. 2 kg braunen Zucker verzehren, um den Tagesbedarf an Calcium zu decken. Um den Tagesbedarf an B-Vitaminen zu decken, müssten täglich 10 – 20 kg Zucker verzehrt werden.

Enthält aber schädigende Schmutzstoffe und nachteilige Begleitsubstanzen, die z. B. zu Verdauungsstörungen führen (bekannt aus der Säuglingsernährung).

Kokosblütenzucker

Der braune, krümelige Zucker wird aus den Blüten der Kokospalme gewonnen. Ihr Nektar wird zu Sirup eingekocht und dann zu körnigen Kristallen getrocknet. Er wird nicht raffiniert und enthält daher noch kleine Mengen an Vitaminen, Mineralien, Antioxidantien und 1 % Inulin, einen gesunden Ballaststoff. Kokosblütenzucker süßt fast so stark wie normaler Haushaltszucker und hat ein karamelliges Aroma, das gut in viele Kuchen und Muffins passt. Daher kann Haushaltszucker in Rezepten 1:1 durch Kokosblütenzucker ersetzt werden.

Er hat einen niedrigen glykämischen Index, dessen Wert allerdings bisher nur durch eine(!) Studie abgesichert wurde. Lebensmittel mit einem niedrigen glykämischen Index lassen den Blutzuckerspiegel nur wenig ansteigen – das beugt Heißhunger vor. Auch wenn Kokosblüten-zucker nicht so viele Nährstoffe enthält wie oft behauptet, in Bezug auf seinen Verarbeitungsgrad und seine Wirkung auf unseren Blutzucker ist Kokosblütenzucker gesünder als herkömmlicher Zucker. Zur Gewinnung des Zuckers müssen die Palmen nicht gefällt werden. Daher kürte ihn die Nahrungs- und Landbauorganisation der UN zum nachhaltigsten Zucker der Welt.

Maissirup
Er zählt zu den versteckten Zuckern und ist immer häufiger auf der Zutatenliste von Fertigprodukten zu finden. War bis 2017 in Deutschland und Europa stark reglementiert. Der Zusatz durfte max. 5 % eines Nahrungsmittels ausmachen. Dies ist seit Kurzem aufgehoben und wird von den Herstellern gnadenlos ausgenutzt. Der Zucker ist billiger als Haushaltszucker, hat eine höhere Süßkraft und macht Nahrungsmittel haltbarer. Er hat aber negative Folgen für unsere Gesundheit, weil die isolierte Fruktose unbegrenzt in die Leber aufgenommen und dort als Fett abgespeichert wird. Das überfordert die Leber und kann z. B. eine Fettleber und erhöhte Blutfettwerte begünstigen. Forscher vermuten, dass hinter der Fettleibigkeit der US-Amerikaner der hohe Konsum von Maissirup steht.

Zur Herstellung wird pflanzliche Stärke, die aus gentechnisch verändertem Mais stammt, mithilfe von Enzymen chemisch umgebaut. Der Sirup soll einen möglichst hohen Fructoseanteil haben, dadurch verstärkt sich die Süßkraft. Nachteil: Die unnatürlich starke Süßkraft lässt unser Geschmacksempfinden abstumpfen – wir wählen immer süßere Nahrungsmittel.

Obst ist nicht mit billiger Industriesüße vergleichbar, obwohl es ja auch Fruchtzucker (Fruktose) enthält. Obst hat aber auch viele wertvolle Vitalstoffe, Ballaststoffe und sekundäre Pflanzenstoffe, die die Aufnahme und Wirkung des Fruchtzuckers verzögern, eindämmen und sättigen, statt Heißhunger auszulösen.

Achtung beim Einkauf
Kaum ein Produkt ist ohne Maissirup:
Softdrinks, Müsliriegel, Joghurt, Bonbons, Obstkonserven, Marmelade, Eiscreme, Gebäck, Brot und Backwaren, Fertigsoßen und Fertiggerichte.

Isoglucose ist ein Sammelbegriff für den Industriesirup. Je nach Zusammensetzung hat er unterschiedliche Namen.

Versteckter Zucker

Die Lebensmittelindustrie weiß, dass das Wort Zucker inzwischen bei vielen Verbrauchern nicht gut ankommt. Deshalb stehen zahlreiche wohlklingende Namen auf der Packung, z. B.: Agavendicksaft, Dextrose, Fruktose = Fruchtzucker (Zuckerbaustein, der über den Darm verdaut wird), Glucose = Traubenzucker (Zuckerbaustein, der mithilfe von Insulin verwertet wird).

Fruktose-Glucose-Sirup, Gerstenmalz, High-fructose-corn-sirup (Maissirup), Invertzuckersirup

Isoglucose, Laktose, Karamellsirup, Isomalt, Malzzucker, Melasse, Muscovado, Molkenpulver

Oligofructose, Saccharose, Reissirup, Süßmolkenpulver, Vollmilchpulver, Weizendextrin

Noch vor 150 Jahren nahmen Menschen 20 x weniger Zucker zu sich (Luxusgut!).

In Deutschland liegt der Pro-Kopf-Verbrauch bei gut 35 kg/Jahr, das sind 100 g am Tag!

Laut Weltgesundheitsorganisation (WHO) sollten es jedoch keinesfalls mehr als 25 Gramm sein!

Zucker zu vermeiden ist heutzutage ziemlich schwer, da er in fast allen verarbeiteten Nahrungsmitteln versteckt ist.

Süßstoffe - die ungesunde Alternative

Noch ein Wort zu den Süßstoffen (Liste nicht vollständig)
Aspartam (Canderel, Assugrin), 200 x süßer als Zucker
1 Dose Light-Limonade enthält bereits 200 mg Aspartam!
Aspartam wirkt auf das Zentralnervensystem und stört die Hunger- und Sättigungsregulation!

Acesulfam-K wurde 1970 entdeckt, 200 x süßer als Zucker, für kalte und heiße Getränke und Speisen verwendbar.

Xylit, Zuckeralkohol, seit 1974 in der BRD zugelassen.
Gewonnen aus Birkenholz, Maiskolben oder Stroh. Von der Kaugummi-Branche als kariesfeindlich eingesetzt!

Sorbit
In der Diabetesdiät für Marmelade, Gebäck und Süßigkeiten eingesetzt.

Xylit und Sorbit sowie andere Süßstoffe können Bauchbeschwerden, Blähungen, Durchfall und Übelkeit hervorrufen.

Stevia, die gesunde Alternative aus der Pflanze oder ein süßer Schwindel?
Um die süßen Stoffe (Steveolglykoside) aus der Pflanze zu gewinnen, muss sie mit
Aluminiumchlorid
Absorberharzen und
Alkohol
behandelt werden.

Es folgen
entsalzen und
kristallisieren.

Ergebnis:
Ein Lebensmittelzusatzstoff (E 960), den es so in der Natur gar nicht gibt.
Der Stoff aus einem häufig gentechnisch manipulierten Lebewesen ist nicht das, was dem Verbraucher als natürliche Zutat verkauft wird – also eine gezielte Irreführung!
Udo Kienle, Agrarforscher an der Uni Hohenheim, Stuttgart
Veröffentlichung im Spiegel, 49/2015 von Jörg Blech

Ahornsirup
Ein Ahornbaum liefert jährlich nur 40 l Saft, dessen natürlicher Zuckergehalt bei 2,5 – 3,5 % liegt. Aus diesen 40 l wird lediglich 1 l Ahornsirup gewonnen. Der Sirup wird erhitzt auf 103,5 °C, um den Zuckergehalt auf über 66 % zu konzentrieren.
Die Bäume werden in riesigen Monokulturen angebaut, der Saft über Pipelines zu Sammelstellen geleitet und dort technisch zu einem Konzentrat verändert.
Damit kein Bakterienbefall eintritt, werden chemische Stoffe, wie Formaldehyd zugesetzt.
Dies trifft auch auf andere Zuckeralternativen zu. Werbewirksame Aussagen wie „aus biologischem Anbau z. B. von Zuckerrohr“ sollen darüber hinwegtäuschen, dass es sich um Zuckerkonzentrat handelt, wie es in der Natur nicht vorkommt.

Honig – kein isolierter Nährstoff

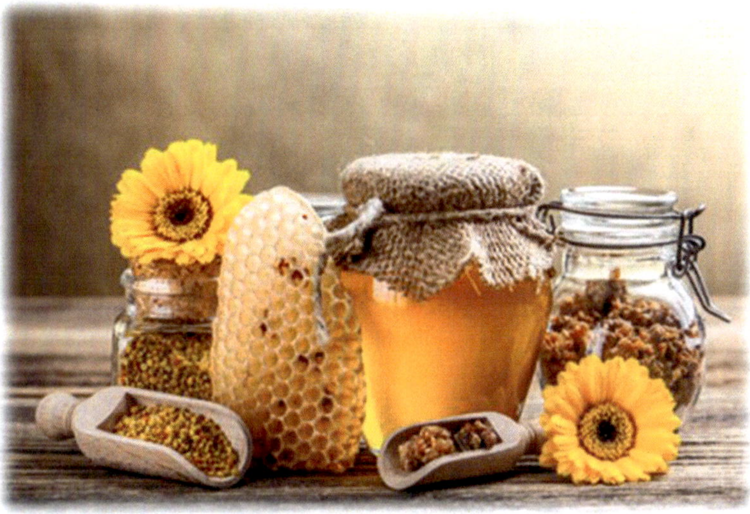

Inhaltsstoffe:
Enzyme
Vitamine
Mineralstoffe
Säuren
Aminosäuren
Botenstoffe
Entzündungshemmende Stoffe
Antibakterielle Stoffe
Duft- und Aromastoffe
Traubenzucker
Fruchtzucker, der weitgehend insulin-unabhängig abgebaut wird.

Es handelt sich also um ein vollwertiges Produkt.
Albert Einstein sagte schon:

„Wenn die Biene von der Erde verschwindet, dann hat der Mensch nur noch vier Jahre zu leben.

Keine Biene mehr >
keine Bestäubung mehr >
keine Pflanze mehr >
keine Tiere mehr …“

Zucker macht krank

Die Wirkung des Zuckers anhand einer Grafik:

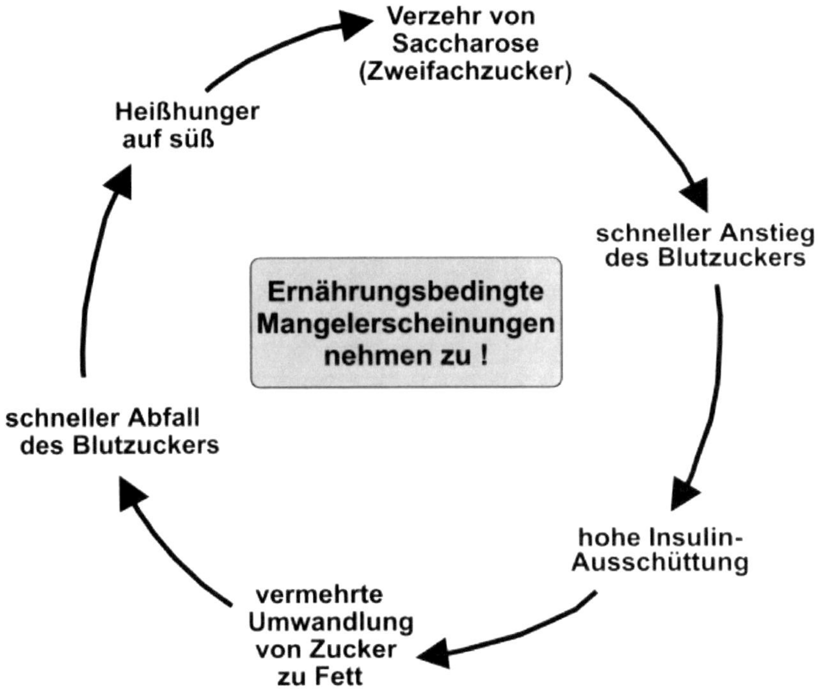

Die Leber speichert Zucker als Fett!
Der Zuckerüberschuss wird in Form von Fett eingelagert – das Gewicht steigt.

Auch die Produktion des Insulins (Hormon, das den Zucker aus dem Blut in die Zellen schleust) wird mit der Zeit weniger und schließlich ganz eingestellt. Es kommt zum sog. Alters- oder

Typ-2-Diabetes. Auch immer mehr Kinder und Jugendliche sind davon betroffen. Die Zahl der Typ-2-Neuerkrankungen hat sich in den letzten Jahren verfünffacht lt. der Deutschen Diabeteshilfe. Das entspricht rund 200 Neuerkrankungen im Jahr.

Empfehlenswert ist auch das Buch von Nicolai Worm „Menschenstopfleber – die verharmloste Volkskrankheit Fettleber“ oder „Fettleber, die unterschätzte Gefahr“ – Spiegel online:
Hier ist von der nicht-alkoholischen Fettleber die Rede. Ein verfettetes Organ, das nicht durch übermäßigen Alkoholgenuss dick wurde, sondern durch das Essen. Bei einer Fettansammlung von 5 % in den Leberzellen spricht man von einer leichten Leberverfettung, bei 50 % von einer Fettleber.
Die Fettleber selbst bereitet selten Probleme. Erst wenn sich die befallenen Zellen entzünden und eine Hepatitis hervorrufen, herrscht Alarmstufe 3. Wenn diese unerkannt bleibt, kann sich eine Leberzirrhose entwickeln. Es gehen die Leberzellen zugrunde, die Leber vernarbt, schrumpft und kann ihre Aufgabe, die Entgiftung, nicht mehr leisten.

Blutzuckerspiegel-Anstieg: Zucker und isolierte Kohlenhydrate versus Honig

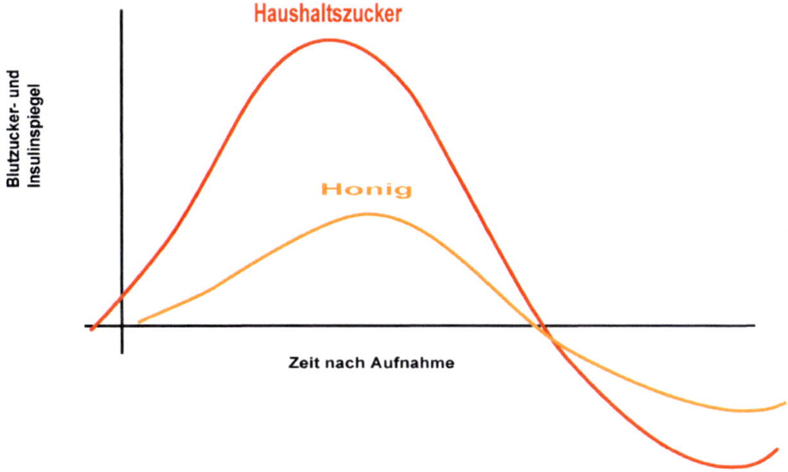

Schauen wir uns mal die Schritte an, die dazu geführt haben, dass wir heute eine immer noch *steigende Zahl von ernährungsbedingten Krankheiten* haben:

1. Schritt: Die Entstehung von Zuckerfabriken (die erste entstand 1796 in Schlesien)

2. Schritt: Neue Mühlentechnik – Herstellung von Auszugsmehl (1830)

3. Schritt: Zu hoher Verzehr von tierischen Produkten nach dem 2. Weltkrieg (Milch, Joghurt, Quark, Käse, Fleisch, Wurst, Fisch, Eier)

4. Schritt: Raffination von Fett und Öl (Margarine und raff. Öle) anstatt Butter und naturbelassene Öle

Fett ist nicht gleich Fett

Überall, wo der Mensch in Gottes Schöpfung eingreift, um sie angeblich zu verbessern, ist er der Leidtragende.
Das zeigt sich auch ganz deutlich bei den Fetten.

Ist Fett der Feind des Menschen und der Dickmacher?
Lange Zeit wurde es nur in winzigen Dosen geduldet und in mageren und fettarmen Zubereitungen (Light-Produkte, Halbfett-Margarine, Halbfett-Butter, etc.).

Versprechungen: Mit diesen Produkten könnte diese oder jene Krankheit (Cholesterin) vermieden werden und man könnte damit schlank werden!

Aber: Generationen von Konsumenten haben Butter gegen Margarine eingetauscht, fettreduzierte teure Produkte gekauft und Fett weggelassen, wo es nur irgendwie ging. Genutzt hat es letztlich weder in der Vermeidung von Übergewicht noch in der Verhütung von Krankheiten. Nur die Lebensmittelindustrie hat davon profitiert!

Betrachten wir doch mal die Fettfrage unter dem Aspekt *vitalstoffreicher Vollwerternährung!* Das heißt nämlich in der Praxis:
– nicht unbedingt auf die Menge und auf die Kalorie kommt es an, sondern auf die Qualität-
Nur mit den *naturbelassenen Speisefetten* kann es auf die Dauer einen *gesunden Fettstoffwechsel* geben und damit sind unsere Speisefette eher Freund statt Feind!

Fett macht nicht fett! – Wenn wir das richtige ausgewählt haben!
Nüsse, Mandeln, Ölsaaten und daraus gewonnene Öle, Sahne und Butter haben relativ hohe Fettanteile, sind aber naturbelassen und können deshalb vom Stoffwechsel ohne Rückstände verarbeitet bzw. ausgeschieden werden.

Fette gehören neben Kohlenhydraten und Eiweißen zu den *unverzichtbaren Nährstoffen.* Ohne sie sind eine gesunderhaltende Ernährung und natürliche Stoffwechselvorgänge nicht möglich. Sie sind

- mit ihren Fettsäuren am Gesamtstoffwechsel beteiligt
- Energielieferanten und – auf kleinstem Raum verdichtete Energie-Reserven
- Bausubstanz der Körper- und Nervenzellen
- An der Membranbildung der Zellwände beteiligt
- Stütze von Organen und Muskeln
- Die wichtigsten Lieferanten der fettlöslichen Vitamine A, D, E und K sowie des Lezithins
- Geschmacksbringer bzw. Geschmacksverstärker für Speisen und Gebäcke.

Der hochkomplizierte Fettstoffwechsel kann nur optimal funktionieren, wenn wir die richtigen = naturbelassenen Fette auswählen. Mit Fettsäuren im natürlichen Verbund und allen Vitalstoffen, so wie sie die Natur in den Ölpflanzen angelegt hat.

Außerdem werden sie in

gesättigte
einfach ungesättigte und
mehrfach ungesättigte Fettsäuren = essentiell = lebensnotwendig

unterschieden.

Alle Eigenschaften der essentiellen Fettsäuren können nur optimal wirken, wenn die anderen Vitalstoffe vorhanden sind.

Essentielle Fettsäuren:
Dazu gehören die Linolsäure und die Linolensäure.
Sie besitzen eine bzw. zwei Doppelbindungen hinter dem Kohlenstoff-Atom 9, für deren Synthese im menschlichen Organismus keine Enzyme vorliegen.

Linolsäure
Sie ist eine essentielle, zweifach-ungesättigte Fettsäure, die zu den Omega-6-Fettsäuren zählt. Sie ist enthalten in
Safloröl = Distelöl (ca. 55–81 %)
Sonnenblumenöl (20–75 %),
Sojaöl (49-57 %),
Maiskeimöl (34-62 %),
Olivenöl (3–20 %)
fettreicher Wurst, fettem Fleisch
Butter, Milch, Milchprodukten, Margarine
Nüsse, Mandeln

Linolensäure
Sie ist eine dreifach ungesättigte Fettsäure und gehört zur Gruppe der Omega-3-Fettsäuren. Sie oxidiert unter Lufteinfluss sehr rasch und verharzt dann. Bei Entzündungsprozessen und deren natürlicher Bekämpfung spielt sie eine sehr wichtige Rolle.

Vorkommen:
Sojaöl
Traubenkernöl
Chiaöl
Hanföl
Olivenöl

Sonnenblumenöl
Walnussöl
Rapsöl
Leinöl
Schweineschmalz

Wichtig ist es, zu wissen, dass Fett nicht gleich Fett ist. Es gibt durchaus gravierende Unterschiede:
Naturbelassenen Speisefette und
fabrikatorisch verarbeitete Fette = Fabrikfette
Die meisten meiner Teilnehmer wissen den Unterschied nicht. Es ist aber so, dass auf die Dauer die lebenswichtigen Aufgaben im Gesamtstoffwechsel nur mit naturbelassenen Fetten erfüllt werden können.

Was ist der Unterschied?
Naturbelassene Fette sind:
Sahne
Sauerrahm, 24 %ig
Butter
Das Öl aus den fetthaltigen Früchten, wie Mandeln, Nüsse und Ölsaaten

Naturbelassene Fette werden lediglich *mechanisch* gewonnen! Mit ihrem natürlichen Fettsäuremuster und allen natürlichen biologischen Wirkstoffen (Vitalstoffe) stehen sie für einen reibungslosen Fettstoffwechsel.

Naturbelassene Fette sind
relativ kurz lagerfähig,
empfindlich bei Licht- und Luftzutritt, vor allem bei Erhitzung,
teuer.

Fabrikfette

Fabrikfette sind neben den Fabrikzuckerarten und den Auszugsmehlen ursächlich an den „ernährungsbedingten Zivilisationskrankheiten“ beteiligt. Fabrikfette sind:
Streichfette
Bratfette
Öle, die chemisch-technisch bearbeitet wurden.
Öle, die thermisch bearbeitet wurden.

Diese Fette sind nicht mehr „lebendig“ und besitzen oftmals nicht mehr das natürliche Fettsäuremuster. Außerdem fehlen Ihnen weitestgehend die natürlichen biologischen Begleitstoffe (Vitalstoffe). Diese werden durch die Bearbeitungsvorgänge zerstört und/oder als synthetisch gewonnene Substanzen teilweise dem neuen Produkt zugefügt.

Auf Dauer kann der menschliche Stoffwechsel Fabrikfette nicht ohne gesundheitliche Nachteile verarbeiten.

Fabrikfette sind:
Lange haltbar,
unempfindlich gegen Licht- und Lufteinflüsse,
unempfindlich gegen hohe Erhitzung,
billig.

Ausgangsprodukte sind überwiegend Öle, da deren natürliches Fettsäuremuster in vielerlei Hinsicht verändert werden kann. Das Ergebnis sind dann sog. programmierte Fette.

Beispiele:
Bratfette für höhere und längere Erhitzung (Frittieren). Hier wird der natürliche Rauchpunkt nach oben verschoben.

Neutral schmeckende, lange haltbare und in hellen Flaschen

abgefüllte Öle. Sie bleiben auch bei Kühlschranktemperaturen flüssig.
Margarinen mit hoher Emulgierfähigkeit in Form des „Ziehfettes“ für das Backgewerbe

Halbfettbutter und Halbfettmargarine, sogenannte „Light-Produkte“. Sie gaukeln gesundheitsbewussten Einkauf für kalorienreduzierte Speisen vor.

Öle und Streichfette, umgebaut auf hohe Anteile an mehrfach ungesättigten Fettsäuren, werden stark gesundheitsbezogen beworben (angeblich cholesterinsenkend).

Bei der Herstellung der Fabrikfette werden die Fettsäuren der natürlichen Ölfrüchte in ihre Einzelheiten zerlegt, separat genutzt und/oder neu zusammengesetzt. Das ursprünglich natürliche Nährstoff-Vitalstoff-Gefüge wird dabei gänzlich verändert. Die Fettbegleitstoffe, z. B. fettlösliche Vitamine und Lezithin werden isoliert gewonnen und als Zusatzstoffe oder Emulgatoren eingesetzt.

Für einen gesunden Stoffwechsel ist unser Organismus darauf angewiesen, dass wir Fette aus ganzen Ölfrüchten zuführen (z. B. *essentielle* ungesättigte Fettsäuren).

Die Vermarktung dieser Fabrikfette ist wohl nur möglich, weil zu wenig auf die biologische Qualität der naturbelassenen Fette und zu viel auf die kalorischen Werte und die technische Verwendbarkeit der Produkte geachtet wird. Im Vordergrund stehen meist die Kalorien und die technische Verwendbarkeit. Dabei ist auch der Ressourcen-Verbrauch (Energie-, Wasser und Rohstoffeinsatz) zu beachten.

Gewinnung der Fabriköle
Es soll ein reines, klares, lange haltbares, neutrales Öl entstehen. Es ist auch der Grundstoff für die Margarineherstellung, für Bratfette und Fettstoffe mit besonderen technischen Eigenschaften, wie sie in der Nahrungsmittelindustrie verwendet werden.
Sie werden mittels Mehrfach- und Heißpressung mit hohen Temperaturen gewonnen!

Extraktion der Ölsaaten: Herauswaschung der Öle mit dem chemischen Lösungsmittel Hexan (Leichtbenzin). Hier ist die Fettausbeute sehr hoch – im Presskuchen befindet sich nur noch ein Restöl von 1 %.

Das so gewonnene Öl ist ein vollkommen *ungenießbares Rohöl,* das mit umfangreichen *„Raffinationsverfahren"* erst genießbar gemacht werden muss.
Temperaturen bis zu 280 °C und chemische Hilfsstoffe beseitigen alle natürlichen und fremden Begleitstoffe der Öle. Das überlebt kein Vitamin und keine essentielle Fettsäure!

Raffinationsstufen:
Entlezithinierung
Lezithine spielen eine wichtige Rolle im Stoffwechsel! Sie sind Bestandteil der Gallenflüssigkeit, die notwendig ist für die Emulgierung und Resorption der Fette. Lezithin wird entfernt, da es sich bei der Lagerung im Öl absondert und es trüben würde. Das stört den Anbieter und den uninformierten Kunden! Isoliertes Lezithin ist ein Emulgator und damit ein wertvoller Stoff für die Nahrungsmittel-, Pharma- und Kosmetikindustrie.
Entschleimung:

Das Rohöl wird mit Phosphorsäure auf 80 – 90 °C erhitzt, damit restliche Phosphatide, Mineralstoffe, Harze, Wachse, Vitamine, Schleimstoffe, Kohlenhydrate und Eiweißstoffe entfernt werden.

Entsäuerung:
Dieses Verfahren heißt „Neutralisierung mit Natronlauge“. Freie Fettsäuren werden dabei entfernt, da sie die Genusstauglichkeit und Haltbarkeit der Öle stark herabsetzen. Die Öle schmecken dann vielleicht ranzig und kratzig.

Bleichung:
Entfärbung
Die Industrie und der nicht informierte Verbraucher wünscht sich ein klares, farbloses, absolut geschmacksneutrales Öl – also muss es gebleicht werden. Dazu wird das Fett wieder erhitzt und mit Bleicherde (Betonit, Kieselgur) und/oder Aktivkohle versetzt. Dann wird die heiße Flüssigkeit durch Filterpressen gedrückt. Hier geht vor allem das Carotin, die Vorstufe des wichtigen Vitamin A verloren.

Desodorierung (Dämpfung):
Natürliches Öl besitzt i. d. R. einen mehr oder weniger ausgeprägten Eigengeruch und Eigengeschmack. Durch Lagerung der Ölsaaten bzw. Öle können unerwünschte Zersetzungsprodukte entstehen.
Auch restliche, im Öl vorhandene Pestizide und Extraktionsmittel werden durch eine Vakuum-Wasserdampfdestillation bei bis zu 300 °C entfernt. Dann wird unter Vakuum gekühlt, bis die Temperatur nur noch 50 °C beträgt.
Wenn die Fette diese Raffinationsverfahren durchlaufen haben, spricht man von einem Fett-Reinstoff, weil alle, ursprünglich zum Fett gehörigen, Stoffe entfernt wurden.
Biologisch gesehen sind diese Öle absolut tote Fabriköle.
Sie können aber noch weiter bearbeitet werden, d. h. modifiziert werden.

Modifizierung
Durch Verfahren wie Fetthärtung, Fraktionierung und Umesterung oder in der Kombination dieser drei Verfahren können Fette und Öle in jeder gewünschten Form auf die ganz speziellen Verwendungszwecke der Industrien weiterverarbeitet werden.

1. Fetthärtung (Hydrierung) – Wasserstoff wird an die Doppelbindungen der ungesättigten Fettsäuren angelagert. Dadurch wird der Schmelzpunkt des Fettes erhöht.
Vorgang:
Dem Öl wird fein verteiltes Nickel oder Kupfer als Katalysator beigemischt. Danach erfolgt unter hohem Druck und mit hohen Temperaturen die Fetthärtung. Es entsteht so auf chemischem Weg eine neue Verbindung: Aus ungesättigten Fettsäuren werden gesättigte Fettsäuren, sog. Trans-Fettsäuren. Gesättigte Fettsäuren sind hitzeverträglicher und in der Konsistenz fester.

Die Katalysatoren werden wieder abgefiltert und weitere Raffinationsverfahren schließen sich an, wie die

2. Umesterung (Verschiebung der Fettsäuren)
Hier werden die Fettmoleküle chemisch zerlegt. Als Katalysator dient Natriummethylat, das unter das Fett gerührt wird. Unter Hitze (bis 200 °C) muss nun 1 – 2 Stunden gerührt werden. Die Fettsäuren werden dabei vom Glycerinmolekül abgetrennt und danach in beliebiger Form wieder angehängt. Dabei entstehen Formen, die in der Natur nicht vorkommen.
Ziel ist: Der Schmelzbereich soll vergrößert, die Streichfähigkeit und Konsistenz des Fettes sollen „verbessert“ werden. Der Traum der Food-Designer wird wahr! Alle möglichen Gemische von Fetten und Ölen, Kombinationen aus Rindertalg, Kokosfett, Baumwollsaatöl usw. können durch Umesterung streichfähig werden!

Danach muss das Fett nochmals raffiniert werden.

3. Fraktionierung (Abtrennung)
Bei Kälte entstehen in den Fetten feste Fettkristalle, die natürlich nicht erwünscht sind. Um sie von den flüssigen abzutrennen, wird das Fett wiederum erwärmt. Bei den jeweiligen Temperaturen können dann die festen von den flüssigen Teilen abgefiltert oder mit Tensiden (Lösungsmitteln) herausgewaschen werden. Die Fraktionen mit den höheren Schmelzpunkten finden in der Margarineherstellung Verwendung, die niedrigeren für kühlschrankfeste Öle. Wegen der chemischen Rückstände bei diesem Verfahren muss wieder eine Raffination folgen.

4. Rekombinierung (neue Formen gestalten)
Durch die Kombination von Härtung, Umesterung und Fraktionierung lassen sich Fette nach Wunsch herstellen, wie sie die Natur nicht bietet:

- Das Fett in der Pfanne spritzt nicht mehr, es schäumt aber wie Butter.
- Farbe und Aroma kann dem der Butter ähnlich gemacht werden.
- Alle gewünschten Eigenschaften sind möglich: schmelzig, robust, anpassungsfähig, streichzart, sommerfrisch, kernig …

Einige ursprüngliche Stoffe, die dem Naturfett entzogen wurden, werden dem Designerfett in *synthetischer Form* wieder zugesetzt: Carotin (macht buttergelb), Emulgatoren, künstliche Aromastoffe, synthetische Antioxidantien, Konservierungsstoffe, synthetische Vitamine und Kartoffelstärke als einziger natürlicher Bestandteil, den der Gesetzgeber vorgeschrieben hat.

Als typisches Fett „mit besonderen Eigenschaften“ gilt das „Ziehfett“, eine Spezialmargarine für das Backgewerbe. Hier

wird gehärtetes Palmöl und Erdnussöl und die flüssige Phase eines fraktionierten Sojaöls (Fraktionierung = Trennung von festen und flüssigen Fettkristallen) zusammen mit Rindertalg umgeestert (Eine Umesterung ist eine chemische Reaktion, bei der ein Ester in einen anderen übergeführt wird.)
Ziehfett mit über 90 % Fettanteil wird nur für das Backgewerbe hergestellt. Es soll geschmeidig und dehnbar sein, damit es beim „Touren" nicht bricht. Es soll bei niedrigen wie hohen Backtemperaturen in der Festigkeit ungefähr gleich bleiben und es soll bei „Mundtemperatur" schmelzen, damit kein talgiger Geschmack entsteht. Das Ziehfett ermöglicht eine Teigführung von 1 : 1 für sogenannte Splittergebäcke.
Ziehfett ist also ein gehärtetes, fraktioniertes und umgeestertes Fabrikfett!

Margarineherstellung = Emulsionsfett vom Typ „Wasser in Öl"
Die handelsübliche Margarine, wie sie im Einzelhandel angeboten wird, ist aus den beschriebenen Fabrikölen hergestellt. Damit aus flüssigen Ölen ein streichfähiges Fett entsteht, müssen sie gehärtet werden. Außerdem werden harte Fette (Palmkern- und Kokosfett) zugegeben.
Die Fettsubstanz beträgt 82 % (wie bei der Butter). Der Rest ist Wasser, Magermilchpulver, Vitamine, Farb- und Aromastoffe sowie Aufschäummittel, um einen Buttercharakter zu erhalten. Lecithin kommt dazu, um alles zusammenzuhalten. Dieses technische Fett ist lange haltbar. Auch wenn auf der Packung steht „aus reinem Sonnenblumenöl hergestellt", ist und bleibt es ein technisches Fett.

Die Liste lässt sich noch weiter fortführen, aber ich denke, es reicht! So werden die Produkte, die Gott uns geschenkt hat, verschlimmbessert!

Nun noch einige Worte zur Butter, sie hat – zu Unrecht - einen nicht allzu guten Ruf!

Die *gute Butter* – gibt es sie noch?
Vorweg: Rohmilchbutter, das echte naturbelassene Lebensmittel, das lediglich mechanisch bearbeitet wird, ist heute eine Seltenheit. Vielleicht findet man eine Biobäuerin, die diese Rarität noch herstellt.

Und das ging so:
Die Bäuerin ließ die Milch stehen und das Fett rahmte auf.
Der Rahm wurde abgeschöpft (abgesahnt), das war die süße Sahne.
Saure Sahne entstand durch längeres Stehenlassen oder man gab eine kleine Menge Sauermilch dazu.
Durch süße Sahne entstand Süßrahmbutter,
Durch saure Sahne entstand Sauerrahmbutter.
Beides Rohmilchprodukte (nicht erhitzt) – heute eine Rarität!

Der Weg der Kuhmilch zur Sauerrahmbutter durch die Molkerei:

Die Milch wird 2 Tage kühl beim Erzeuger gelagert (von 4 x Melken) und kommt dann in die Molkerei.
Filtern und Befreien von groben Verunreinigungen
Zentrifugieren bei 40 °C und 6000 Umdrehungen/Min. ⇨ Abtrennung des Rahms von der Milch (Fettgehalt jetzt 45 – 50 %)
Erzielung eines höheren Fettgehalts in einem zweiten Separator bei 60 °C.
Pasteurisieren bei 100 – 110 °C, da sich Keime bevorzugt in der Fettphase anreichern.
Kühlung auf 4 – 6 °C über sog. Plattenkühlern.
Lagerung für 3 Stunden, dann
Buttern

Um das ganze Jahr über eine streichfähige Butter anbieten zu können (die Butter aus Wintermilch hat durch die Stallfütterung eine härtere Konsistenz), wird der Winterrahm mit Tiefkühl-Sommerrahm gemischt. Möglich ist aber auch eine gelenkte Temperaturführung während der Butterreifung. Für 5 Stunden Erwärmung auf 18 – 21 °C, dann für 10 Stunden Kühlhaltung bei
10 – 14 °C.

Süßrahmbutter – Sauerrahmbutter – mildgesäuerte Butter
Welches Produkt wird dem Begriff "naturbelassen" am ehesten gerecht?

Süßrahmbutter:
Der Rahm (süße Sahne) wird bei 4 – 6 °C abgekühlt, einige Stunden gelagert und dann in den Butterfertiger gegeben. Durch mechanische Bewegung verklumpen die Butterkörner und süße Buttermilch fließt ab. Die Rohbutter wird gewaschen, geknetet, geformt und abgepackt. Nachreifung über 10 Std. bei 10 – 14 °C. Die Buttermilch kann im Ernährungsbereich abgesetzt oder auch zur Futterherstellung an Trockenwerke abgegeben werden.

Sauerrahmbutter:
Der Rahm wird mit Milchsäurekulturen geimpft, damit er säuert. Diese Milchsäurebildner sind für eine gewisse Zeit so etwas wie eine Schutzflora, um den Rahm vor pathogenen Keimen zu schützen. Innerhalb von 24 Stunden – Reifung zum Sauerrahm unter ständigem Rühren bei 10 – 15 °C. Dann Verbutterung, dabei Abfluss von saurer Buttermilch. Es folgt waschen, kneten, formen und abpacken der Rohbutter. Nachreifung über mehrere Tage. Die saure Buttermilch kann im Ernährungsbereich nur schwer abgesetzt werden und bringt in der Futterherstellung nur niedrige Erlöse.

Mildgesäuerte Butter:
Süßrahmbutter, in die das Milchsäurekonzentrat E 270 eingeknetet wird. Es entsteht eine Butter mit Sauerrahmcharakter und etwas längerer Lagerfähigkeit. Es entfällt die 24-stündige Reifung des Rahms – ein wirtschaftlicher Vorteil für den Hersteller.
Diese Buttermilch bringt in der Futterherstellung im Trockenwerk gute Erlöse.

Freispruch der Butter
Prof. Schweigart weist in seiner wissenschaftlichen Studie „Butter und Margarine" darauf hin, dass in der Butter bisher 76 Fettsäuren identifiziert wurden, was bisher bei keinem anderen Fett möglich war. Es wird immer wieder behauptet, dass Butter keine ungesättigten und hochungesättigten Fettsäuren (0,9 – über 2 %) enthält. Beweis: Ein Säugling ist am besten mit der Muttermilch ernährt, die im Milchfett diese hochungesättigten Fettsäuren enthält – notwendige Stoffe, die ihn gesund erhalten.

Butter ist ein natürliches Fett, was man von den technisch veränderten Fetten nicht mehr sagen kann.
Butter hat 76 Fettsäuren – so viel wie kein anderes Fett!
Butter hat auch mehrfach ungesättigte Fettsäuren (0,9 bis über 2 %).
Die Butter ist das einzige Fett, das direkt, ohne dass eine chemische Umwandlung nötig ist, von der Körperzelle verwendbar ist. Das heißt, sie muss nicht erst in der Leber umgewandelt werden, sondern kann direkt vom Körper verwendet werden. Die Fettkügelchen der Milch und die Fettkügelchen des Blutes können die Lymphe direkt passieren. Die Fettkügelchen der Butter sind durch eine mehrschichtig aufgebaute Membran stabilisiert, wie die des Blutes. So können diese Fette unter Umgehung einer Aufspaltung als Teilchen direkt durch die

Lymphe aufgenommen werden und bis in die Gewebsflüssigkeit (rund um die Körperzellen) und sogar durch die Zellmembran geschleust werden.

Werden die Fettkügelchen durch Homogenisierung zerstört oder wie beim Butterfett durch Erhitzung verändert, benötigt der Organismus Enzyme zur Resorption, die bereits im Darm erfolgt.

Inhaltsstoffe der Butter
Der Fettgehalt für jede Butterart ist gesetzlich vorgeschrieben: 82 % Fett und höchstens 16 % Wasser!
Gesättigte Fettsäuren: 58 – 65 %
Einfach ungesättigte Fettsäuren: 29 – 37 %
Zweifach ungesättigte Fettsäuren: 2,9 – 4,6 %
Hochungesättigte Fettsäuren: 0,9 bis über 2 % (mehr braucht der Mensch auch nicht)

Bei Milchprodukten gibt es einen *Eiweiß-Fett-Verschiebe-Effekt*. Das heißt, wo viel Fett ist, ist weniger Eiweiß. Wo viel Eiweiß, da ist weniger Fett.
In der Butter mit 82 % Fett und im Süß- und Sauerrahm der Hochfettstufe (30 – 32 % Fett) finden sich lediglich Resteiweißwerte von 0,5 % bis 2 – 2,5 %.
Wichtig für die Qualitätsbeurteilung ist auch die Herkunft der Milch. Die Butter von Ökobetrieben mit artgerechter Tierhaltung (Weidegang) und ihre nicht homogenisierte Milch bzw. Sahne ergeben eine deutlich höherwertige Sauerrahmbutter. Die Menschen essen seit Jahrtausenden das Milchfett in Form von Butter, Sahne oder Milch und sind dadurch nicht krank geworden, geschweige denn, dass sie wegen einer Arteriosklerose einen Herzinfarkt bekommen hätten.
Herzkrankheiten und -infarkte sowie erhöhte Cholesterinwerte waren noch nie so hoch wie heute, ohne dass der Butterkonsum

entsprechend angestiegen wäre!

Wichtig!
Öle mit hohen Anteilen an ungesättigten Fettsäuren sollten zum Erhitzen und Braten nicht verwendet werden, z. B. Lein-, Sesam-, Mohn-, Maiskeim- und alle Nussöle.
Sie eignen sich für Salate und Frischkost, für Brotaufstriche und Dips.

Grundsätzliches
Lieber dünsten als braten (beim Dünsten werden nicht so hohe Temperaturen erreicht).
Wenn braten, dann mit einem nativen Olivenöl mit einem hohen Gehalt an einfach ungesättigten Fettsäuren (Ölsäuren).
Butter, mit Öl zusammen in der Pfanne erhitzt, gibt auch ein gutes Bratergebnis. Es darf allerdings nicht zu lange und nicht zu hoch erhitzt werden.

Wichtig: Hochwertiges Fett oder Öl erst nach dem Garprozess den Speisen zugeben. So bleiben die wertvollen Bestandteile erhalten und auch Leber-, Galle-, Magen-, Darm- und Bauchspeicheldrüsenkranke können die vollwertigen Speisen dann besser vertragen.
Ich könnte noch viel mehr berichten, aber für einen 1. Überblick reichen die Informationen. Wer mehr wissen will, kann sich an *unabhängiger* Stelle informieren oder einen Fasten- oder Basenkurs buchen.

Eiweiße

Bei dem Bericht über die Grundnahrungsmittel und wie sie durch die Nahrungsmittelindustrie verändert werden, fehlen noch die *Eiweiße.*

Eiweiße sind Proteine – ohne sie ist kein Leben möglich!

Sie werden gebraucht für:
Das Immunsystem,
den Zellaufbau,
die Regulation des Stoffwechsels in Form von Enzymen und Hormonen,
die Übertragung von Nervenimpulsen,
den Transport von Sauerstoff und Fetten,
den Aufbau von Kollagen, Antikörpern Gerinnungsfaktoren, etc.
und sie sind Bestandteile von fast allen Organen.

Ihre Zusammensetzung
Sie sind aus lebenswichtigen Aminosäuren, die sich zu Ketten verbinden, zusammengesetzt.
Die Anordnung der Aminosäuren in der Kette entscheidet über Funktion und Eigenschaft der Eiweiße.
Die Anordnung geschieht nicht willkürlich. Sie wird durch passende Gene bestimmt – fehlt auch nur *eine* Aminosäure, gerät der ganze Verwertungsprozess in Unordnung!

Wir unterscheiden proteinogene Aminosäuren (mehr als 20 bekannt), die sich *in* Eiweißen befinden und nicht-proteinogene Aminosäuren (mehr als 250 bekannt) nachweisbar im Orga-

nismus.
Von den 20 proteinogenen Aminosäuren kann der Körper 8 nicht selbst herstellen! Sie heißen
essentielle Aminosäuren, die wir über die Ernährung durch Lebensmittel (natürliche, in gut verdaulicher Form) zuführen müssen. Sie heißen:
Isoleucin, Valin, Methionin, Leucin, Tryptophan, Lysin, Phenylalin und Threonin

Die *semi-essentiellen* Fettsäuren können im Säuglingsalter noch nicht vom Körper produziert werden, daher der Name. Es handelt sich um:
Argenin, das den Muskelaufbau unterstützt und das Körperwachstum fördern kann.
Das Thyrosin bildet wichtige Hormone der Schilddrüse.

Alle sind *unerlässlich* für das reibungslose Funktionieren des Körpers. Das Fehlen einer Aminosäure im Körper beeinträchtigt die Funktion aller Eiweiße (Proteine).
Ein *Mangel* kann auf Dauer negative Folgen für den Körper und die Gesundheit haben.

Die häufigsten Folgen sind:
Erhöhte Infektanfälligkeit
Gelenkbeschwerden
Defizite beim Muskelaufbau
Übergewicht
Diabetes könnte ebenfalls auf eine mögliche Unterversorgung hindeuten.
Eine Unterversorgung kann durch die Aminosäuren-Analyse festgestellt werden.

Überdosierung Aminosäuren
Zu hohe Zufuhr von Aminosäuren schadet der Gesundheit,

insbesondere der Leber und den Nieren. Wir kennen das von Kraftsportlern, die unkontrolliert Proteingetränke zu sich nehmen, um den Muskelaufbau zu forcieren.
Ein Zuviel – egal ob pflanzlich oder tierisch – ist eine hohe Belastung für den Körper.
Das überflüssige Eiweiß muss unter hohem Energieaufwand über die Leber in Glukose umgewandelt werden.

Welches Eiweiß ist wertvoller? Pflanzliches oder tierisches Eiweiß?
Pflanzliche Eiweiße haben bis zu 20 verschiedene Aminosäuren und sind wesentlich leichter zu verstoffwechseln. Sie benötigen viel weniger Energie bei der Verstoffwechslung. Deshalb kann
der Körper dadurch Energiereserven aufbauen für zusätzliche Power. Sie sind enthalten in:
Hülsenfrüchten (Bohnen, Linsen, Erbsen, Soja …),
allen Gemüsearten,
allen Getreidesorten,
– möglichst aus biologischem Anbau –

Tierische Eiweiße
Haben einen hohen Anteil an Purinsäure (Harnsäure) und sind deshalb maßgeblich an der Übersäuerung des Körpers beteiligt.
Große Mengen tierischen Eiweißes schaden der Gesundheit!
Im Fleisch sind rund 50 % für den menschlichen Organismus verwertbar, in Pflanzen sind es über 90 %!

Denaturiertes Eiweiß – Proteindrinks
Grundsätzlich gilt: Je stärker denaturiert – umso aufwändiger und komplizierter die anschließende Verstoffwechslung. Deshalb sind Proteindrinks eben kein hochwertiges Eiweiß. Sie sind meist denaturiert, das heißt nicht natürlich und enthalten zusätzlich chemische Substanzen wie Farb-stoffe, Aromen,

Geschmackverstärker. Diese belasten den Körper zusätzlich, da sie in die einfachsten Bausteine (Aminosäuren) zerlegt werden müssen.

Die Eiweißzufuhr durch den Fleischverzehr bietet keine eindeutigen Vorteile für den menschlichen Organismus! Die Mengen, die heute von vielen Menschen verzehrt werden, sind eindeutig schädlich. Ein zu hoher Fleischkonsum kann zu Krankheiten wie Krebs und Rheuma führen.

Die moderne Ernährungswissenschaft sieht das anders!

Fleischverbrauch
Die DGE (Deutsche Gesellschaft für Ernährung) empfiehlt: Pro Woche 300 bis max. 600 g Fleisch

WWF-Studie: Der Pro-Kopf-Verbrauch in Deutschland ist fast doppelt so hoch.
Für diesen Fleischverbrauch sind ca. 8,42 ha Landfläche nötig (Fläche von ganz Österreich)
1,8 Mill. ha könnten eingespart werden, wenn sich der Verbraucher an die empfohlene Fleischmenge von max. 600 g/Woche halten würde.

Ist Fisch – eine gesunde Alternative?
Fisch hat durchaus Vorteile, da das Fischeiweiß grundsätzlich leichter verdaulich ist.
Fische aus sauberen Berggewässern oder Seen sind durchaus empfehlenswert, auch Hochseefisch, der nach dem Fang sofort schockgefroren wird, kann empfohlen werden, da deren Eiweiße absolut frisch sind.
Als nachteilig erweisen sich Fische aus verschmutzten Meeren, Fische aus Nord- und Ostsee (teilweise stark belastete Gewässer), Hochseefisch, im Laderaum gekühlt gehalten, bis zur

Landung. Krabben, Miesmuscheln und Seefisch sind keine hochwertigen Eiweißlieferanten! Ihr Eiweiß ist häufig stark belastet.

Alle diese Eiweiße sind meist stark belastet und müssen unter großem Energieaufwand durch Leber und Galle zerlegt werden.

Betrachten wir die Forschungen von Prof. Dr. med. Lothar Wendt (1907 – 1989) über Eiweißspeicherkrankheiten:
Eiweißspeicherkrankheiten sind *ernährungsbedingte* Krankheitsbilder und sind entstanden durch Eiweißablagerungen im Binde- und Stützgewebe sowie an den Gefäßwänden.
Durch tierische Eiweiße (Fleisch, Fleischpasten, Wurstwaren) wird ein Übermaß an Eiweißen sowie reichlich Chemikalien und Purine zugeführt. Diese werden vom Körper gespeichert.
– Eiweißmast – !

Durch die jahrelange Überversorgung an tierischem Eiweiß kommt es zu Ablagerungen an der Basalmembran der Kapillaren (feinste Blutgefäße). Sie verdicken sich dadurch um das 10 – 11-fache.
Das überschüssige Eiweiß wird an der
Basalmembran der feinen Blutgefäße (Kapillaren)* und
im Bindegewebe angelagert.
*zentrale durchlässige Stelle zwischen Blutbahn und Gewebe.
Die großen Eiweißmoleküle, die auf der Basalmembran liegen, werden durch die Gefäßwände ins Zwischenzellgewebe abgeschoben und es entsteht dadurch eine 2. Mülldeponie.

Nach Prof. Dr. Wendt kann die Eiweißablagerung an den Kapillarwänden bis zu 7,5 kg ausmachen – die im Zwischenzellgewebe sogar noch viel mehr.
Durch die Ablagerungen an den Gefäßwänden kann das Blut

nicht mehr ungehindert fließen und die Nährstoffe zu den Zellen bringen. Es bedarf einer erhöhten Pumpleistung des Herzens. Die Folge ist ein *erhöhter Blutdruck.*

Bei Diabetes ist die Verdickung der Basalmembran nachgewiesen!
Die Ursache wird von der etablierten Medizin nicht verstanden und sei unbekannt!

Auch der Darm wird in Mitleidenschaft gezogen. Ein intakter Darm kann tierische Eiweiße verwerten, aber nur in *geringer Menge.*
Wenige Menschen haben aber einen gesunden Darm! Deshalb sind gesundheitliche Probleme durch zu viel Eiweiß vorprogrammiert.

Bei Vegetariern wurde noch nie eine Eiweißspeicherkrankheit festgestellt.

Was hilft?
Überfüllte Eiweißspeicher werden abgebaut durch:

Fasten
Über einen längeren Zeitraum reine Frischkost
Langfristig Umstellung auf Vollwertkost mit hohem Fristkostanteil, frei von tierischem Eiweiß.

Laut dem Journal Medical Assoziation:
Vegetarisches Essen kann 97 % aller Koronarverschlüsse verhindern!
Der Schweizer Arzt *Dr. Maximilian Oskar Bircher-Benner* (1867 – 1939) sprach bereits zu seiner Zeit von „entedelten Lebensmitteln“ und von der „Wahnidee des Eiweißkultes“ durch den Verzehr von tierischen Nahrungsmitteln.
In der alten Ernährungslehre = Kalorienlehre wurden die

Grundnährstoffe Eiweiß, Fett und Kohlenhydrate als wesentlich angesehen. Eiweißreiche tierische Produkte wie Fleisch und Wurst hatten den höchsten Stellenwert und galten als unverzichtbar. Auch heute ist die Behauptung noch üblich, tierische Eiweißprodukte hätten eine höhere biologische Wertigkeit als pflanzliches Eiweiß. Diese Aussage ist falsch! Sie wurde zigfach widerlegt.
Die meisten Menschen verstehen unter Eiweiß eben nur tierische Produkte.

Die Behauptung, der Mensch könne ohne tierisches Eiweiß nicht leben, wird pausenlos wiederholt. Sie steckt tief in den Köpfen der Menschen und es kostet große Mühe, die Angst vor Eiweißmangel aufzulösen.

Leider gibt es auch in Reformkreisen und unter Alternativmedizinern Befürworter der Eiweißmast. Tofu, Sojapräparate, Eiweißkonzentrate sollen das Fleisch ersetzen. Aus Angst vor Eiweißmangel werden künstliche Eiweißpräparate eingenommen, die mit dem Vollwertgedanken nichts zu tun haben.

Viele Ärzte der alten Schule versuchen auch heute noch, Vegetarier davon zu überzeugen, unbedingt Fleisch zu essen. Früher hat man angenommen, dass nur die tierischen Eiweiße alle essentiellen Aminosäuren enthielten. Aus der neueren Ernährungsforschung weiß man aber, dass pflanzliche Eiweiße genauso alle essentiellen Aminosäuren enthalten.
Die entscheidende Rolle bei der Deckung des Eiweißbedarfs liegt aber nicht nur in der Menge, sondern in der Qualität. Es besteht nämlich ein grundsätzlicher Unterschied zwischen nativem (= unerhitztes, lebendiges) Eiweiß und denaturiertem (= über 43 °C erhitzt).

Eine vegetarische, vollwertige Kost, abwechslungsreich gestaltet mit Getreide, Blatt- und Wurzelgemüse (unerhitzt), Obst, Nüssen und Ölsaaten reicht völlig aus, um den Eiweißbedarf zu decken.

Vergleich Nüsse zu Schweinefleisch (in 100 g sind enthalten):

	Haselnüsse	Walnüsse	Schweinefleisch
Eiweiß	17,4 %	15,8 %	16 % (mager)
Fett	66,8 %	62 %	21 % (mager)
Kohlenhydrate	4 %	8 %	0,3 – 5 %
Natrium	6 mg	2 mg	56 mg
Kalium	730 mg	570 mg	418 mg
Calcium	140 mg	87 mg	3,2 mg
Eisen	3 mg	2,5 mg	1 mg
Phosphor	200 mg	410 mg	204 mg
Magnesium	160 mg	135 mg	-
Kupfer	1,2 mg	0,8 mg	-
Zink	2,1 mg	2,7 mg	-
Vitamin C	6 mg	6 cm	-

Auch die Vitamine B1, B2, Niacin, B6 und E sind in Nüssen enthalten.

Das Angebot an Nüssen ist vielfältig: Cashewnüsse, Erdnüsse, Haselnüsse, Macadamianüsse, Mandeln, Maronen, Paranüsse, Pekannüsse.
Heimische Sorten sind Mandeln und Haselnüsse. Jeder kann

sie in seinem Garten anpflanzen. Sie fallen im Herbst vom Baum und müssen nicht – wie manch andere importierte Sorte – vor dem Verzehr bearbeitet werden.
Nüsse können „roh“ verzehrt werden, das native Eiweiß bleibt erhalten. Das tierische Eiweiß wird durch das Kochen, Braten, Grillen, Backen denaturiert.

Nüsse sind genauso eiweißreich wie Fleisch. Im Gegensatz zum Fleischeiweiß ist das Nusseiweiß frei von Purinstoffen (Harnsäurebildner). Eine gestörte Harnsäure-Ausscheidung kann zu Gicht führen sowie die Gallensteinbildung fördern.

Das Nussfett ist ebenfalls von hoher biologischer Wertigkeit und hat eine niederere Schmelztemperatur wie das tierische Eiweiß – es kann also besser ausgenutzt werden. Der Stoffwechsel wird nicht belastet durch das naturbelassene Nussfett. Abgesehen davon – Hasel- und Walnussöl, unraffiniert und kaltgepresst, gehören zu den Delikatessen.

Ernährung und Ganzheitlichkeit

Ein ganz neues Thema, das wir in unser Programm aufgenommen haben, ist das Thema
„Ganzheitlicher Umgang mit Depressionen", Kurstitel: „Du machst mein Leben hell."
Wir, das sind Michaela Hald, Individualpsychologische Beraterin (ICL), die ich weiter oben schon in dem Kapitel Fasten erwähnt habe und ich selbst für den vorwiegend praktischen Teil des Kurses. Michaela Hald informiert über medizinische und seelische Ursachen und zeigt ein ganzheitliches Konzept auf, das lebenspraktisch umsetzbar ist.
Es ist wichtig, dass Sie Ihren Körper und Ihre Psyche verstehen, um einen Weg aus den Stimmungsschwankungen zu finden. Sie lernen, was die Auslöser sein können und wie Sie persönliche Lösungsansätze dafür finden. Außerdem werden Sie sich „mit allen Sinnen" wahrnehmen und sich Momente des Wohlgefühls verschaffen, die Sie im Alltag zu Hause anwenden können. Leib, Geist und Seele werden in diesem Seminar betrachtet und als Ganzheit gewürdigt. Hier komme ich ins Spiel, da ich mit den Teilnehmern Mahlzeiten zubereite, die den depressiven Stimmungen entgegenwirken.

Die Ernährung kann bei einem ganzheitlichen Ansatz eine unterstützende Säule darstellen. Da unterschwellige Entzündungen häufig eine Rolle spielen, wirkt eine antientzündliche, zuckerfreie Ernährung unterstützend. Neueren Studien zufolge ist sie als wichtige Säule der Depressionstherapie anzusehen.
Auch eventuelles Übergewicht sollte reduziert werden, denn das Bauchfett produziert entzündungsfördernde Hormone.
Außerdem ist Übergewicht nicht nur ein kosmetisches Prob-

lem, sondern zieht Bluthochdruck und hohe Blutzucker- und Blutfettwerte nach sich. Auch die zuckerfreie Ernährung hilft beim Abnehmen.

Den Körper wieder spüren, achtsam mit ihm umgehen, bewusst atmen, Kneipp'sche Anwendungen und ein Leberwickel zum Entgiften des Organismus helfen den Teilnehmern, neue Muster zu entwickeln und tun Ihnen gut.

Ergänzend dazu können Massagen und Beratungsgespräche in Anspruch genommen werden, um die Themen ganz persönlich spürbar werden zu lassen.

Die Kraft der Pflanzen

Die Kräuter sind nicht nur Geschmackszutat, sondern auch Heilmittel, wie schon der Grieche Hippocrates sagte. Als Arzt sah Hippokrates seine Hauptaufgabe darin, die Kräfte des Körpers durch eine natürliche Ordnung und eine günstige Ernährungsweise zu erhalten und zu stärken. Vehement trat er für eine richtige Ernährung ein, da er in einer falschen Ernährung eine der Hauptursachen der körperlichen Disharmonie sah.

Von ihm stammt die Aussage:

„Eure Nahrungsmittel sollen eure Heilmittel,
und eure Heilmittel sollen eure Nahrungsmittel sein."

Waren zur Zeit meiner Mutter lediglich krause Petersilie und Schnittlauch, allenfalls noch Dill bekannt, können wir doch heute auf eine Vielfalt an mediterranen Kräutern und nicht zu vergessen, die Kräuter auf der Wiese, zurückgreifen.

Widmen wir uns zuerst dem Bärlauch.

Der Arzt und Botaniker, Carl von Linné, (1707-1778) gab ihm diesen Namen, da behauptet wurde, dass der Bär nach dem Winterschlaf sofort Bärlauch sucht, um seinen Stoffwechsel damit anzuregen. An der Behauptung könnte was dran sein, weil Tiere einen bemerkenswerten Instinkt haben für das, was ihnen guttut.

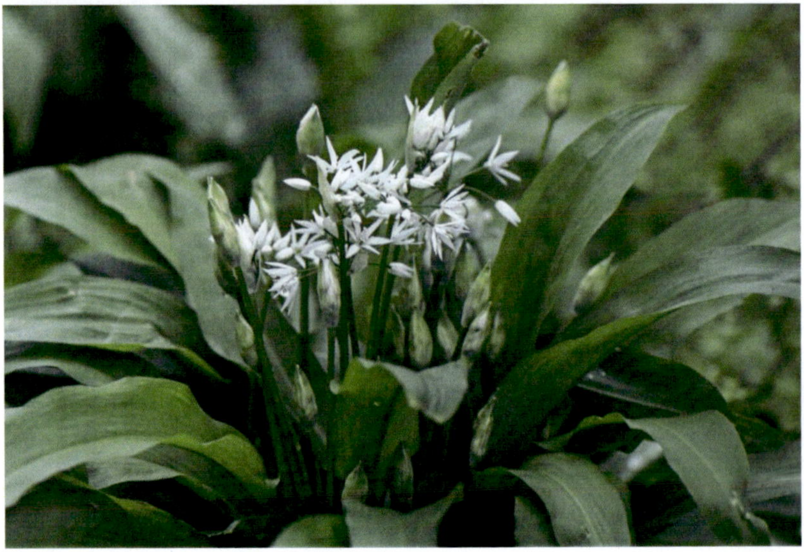

Wir finden ihn in schattigen Auwäldern oder Buchenwäldern auf feuchten, kalkhaltigen Böden. Von Germanien bis ins Römische Reich war er bekannt als Heilpflanze und Wildgemüse, vor allem als Mittel gegen Gifte aller Art. Ab dem 17. Jahrhundert weitgehend vergessen, wurde er erst im 20. Jahrhundert durch den Schweizer Kräuterpfarrer Künzle wieder bekannt.

Gott sei Dank, denn er hat eine Vielzahl von nützlichen Wirkungen, z. B. reinigt er die Blutgefäße und hilft damit gegen Arteriosklerose, besonders in den Beinen und im Gehirn, er regt die Lebertätigkeit und den Gallenfluss an, was wiederum Einfluss hat auf Fettstoffwechselstörungen, er desinfiziert Magen und Darm, was wohl seinen Ruf als Entgiftungsmittel gefestigt hat und er kann den Cholesterinspiegel nachweislich senken, ebenso einen zu hohen Blutdruck.

Durch seine Inhaltsstoffe, Flavonoide und Senfölglycoside,

unterstützt er den Darm und fördert die Verdauung. Das Chlorophyll, der grüne Blattfarbstoff, wird zur Blutbildung und zur Blutreinigung gebraucht. Er gilt als wirksames Antioxidantium und reduziert schädliche Sauerstoffverbindungen. Außerdem wirkt Chlorophyll antibakteriell. Nicht zu vergessen das Vitamin C und die Mineralstoffe Eisen, Magnesium und Mangan.
Es ist immer wieder verblüffend, wie Gott für unsere Gesundheit sorgt. Allein diese Pflanze hat so viel unterschiedliche Wirkstoffe, die man in einer Tablette nicht unterbringen könnte.
Er wächst leider nur im Frühjahr und nur kurze Zeit und kann auch schlecht haltbar gemacht werden. Ich habe gute Erfahrungen mit folgender Methode: Ich mixe aus 100 g Bärlauch, 100 g Olivenöl und 1 EL Salz eine Paste und fülle diese in kleine Gläschen. Obenauf kommt noch einmal Olivenöl, das die Schimmelbildung verhindern soll. Der Vorrat reicht bis zur nächsten Ernte.

Vorsicht: Verwechslungsgefahr mit den Blättern von Maiglöckchen und der Herbstzeitlose.
Unverwechselbar ist der Knoblauchgeruch.

Ebenso vielseitig in der Wirkung ist ein weiteres Wildkraut, die Brennnessel, mit den Inhaltsstoffen

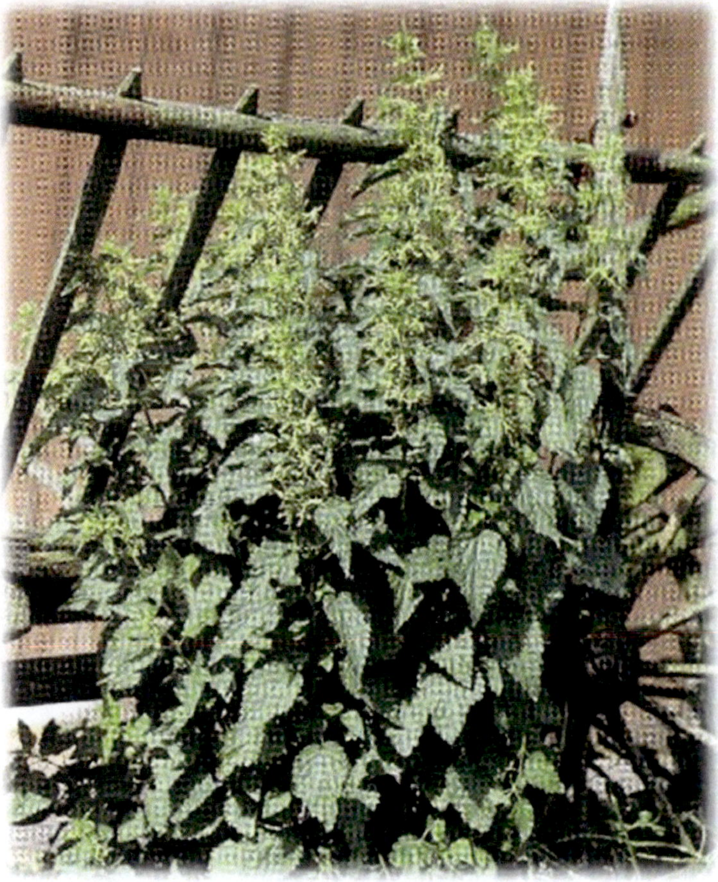

Ameisensäure, Flavonoide, Karotinoide (Vorstufen zum Vitamin A), reichlich Vitamin C (das 2-fache einer Zitrone), Vitamin E (Antioxidans), Kieselsäure für Haut und Haar, Bitterstoffe, Histamine, Serotonin (Glückshormon).

Sie hat folgende Wirkungen:

- Regt den gesamten Stoffwechsel an,
- fördert die Durchblutung,
- ist ein wichtiges Heilkraut für den arteriellen Blutkreislauf,
- wirkt blutbildend (Eisen),
- entwässernd – Schadstoffe werden ausgeschieden, z. B. Harnsäure (gut bei Gicht und rheumatischen Beschwerden).
- schwemmt Ödeme aus,
- senkt die Restharnmenge und wirkt damit auch gegen Harnwegsinfektionen,
- vitalisiert Leber, Bauchspeicheldrüse, Magen, Darm und Galle,
- regeneriert Haut- und Haarzellen,
- wichtiges Basenmittel, das meist in unmittelbarer Nähe wächst.

Wir bereiten in der Basenkur und beim Fasten Brennnesseltee zu, oft auch mit anderen Kräutern, da er, wie oben beschrieben, Schadstoffe ausleitet, leberwirksam ist und Haut, Haare und Nägel regeneriert.

Die Brennnessel ist auch für die Natur gut, da sie ein hervorragender Humusbildner, eine Futterpflanze für über 40 Schmetterlingsarten und wertvolles Kompostiermaterial (Jauche) ist. Getrocknet ergibt sie ein vorzügliches und gesundes Heu für das Vieh.

In der Küche verwenden wir sie als Zugabe zu Spinat, für Gemüsefüllungen und Omelette.

Der Frauenmantel ist, wie schon aus dem Namen hervorgeht, ein Frauenheilmittel.

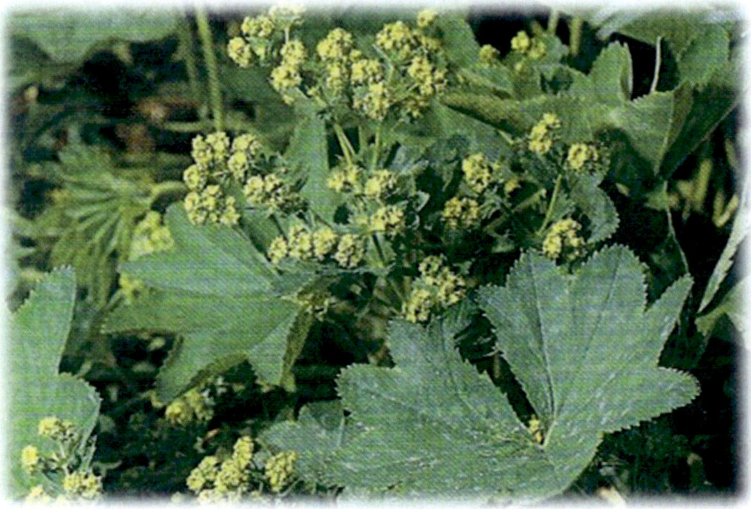

Gerbstoffe, Bitterstoffe, Salicylsäure, Saponine, Phytohormone und Lecithin sind die Wirkstoffe, die u. a. wundheilend, beruhigend, entzündungshemmend, magenstärkend, harntreibend, blutreinigend, mildfördernd und menstruationsanregend wirken.

Die Frauenmantelpflanze, die in Gärten als Zierpflanze wächst, ist nicht geeignet. Sie wächst auch auf Wiesen, die möglichst nicht gedüngt werden und wo keine Unkrautvernichtungsmittel eingesetzt werden.

Ich glaube, jedes Kind kennt das Gänseblümchen, aber wenige wissen, dass es auch eine Heilpflanze ist.

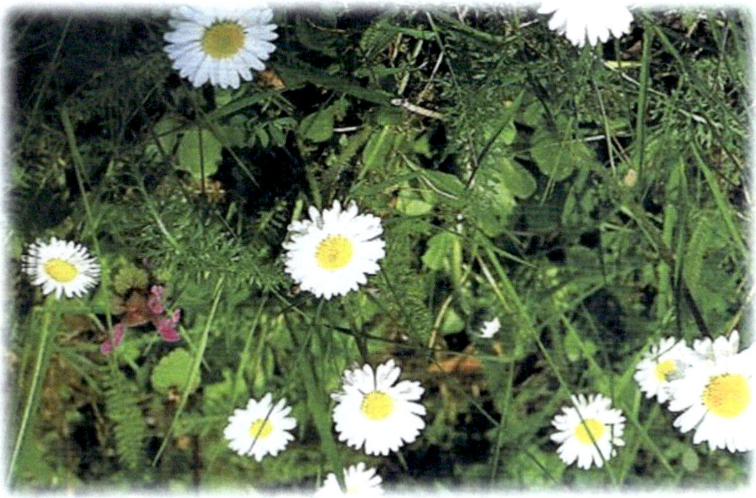

In der Medizin wird es wenig eingesetzt, aber in der Volksheilkunde ist es nach wie vor beliebt. Auch als Frauenpflanze hat es einen Namen. Hier wirkt es gebärmuttertonisierend, menstruationsfördernd, entkrampfend. Es hat auch seelische Auswirkungen, die jungen Müttern guttun: aufrichtend, stärkend, heilt seelische Verletzungen, reinigend, hilft beim Loslassen von Überholtem, bringt in Fluss, stärkt das Vertrauen ins Leben.

Wertvolle Inhaltsstoffe sind:
Vitamin C (87 mg), alle wichtigen Mineralstoffe, Bitterstoffe (Blätter und Stängel), Flavonoide (auch Anthoxanthin, das antioxidative Eigenschaften hat), Saponine, Gerbstoffe, Schleimstoffe, organische Säuren (Apfelsäure, Oxalsäure), Fruchtzucker

Gänseblümchen regen den Stoffwechsel an, reinigen von innen und stärken bei Erkrankungen den gesamten Organismus. Es ist auch bei Gicht und Rheuma zu empfehlen.
Die schleimlösenden Inhaltsstoffe transportieren die Rückstände aus den Bronchien ab (aber sanfter als die üblichen Lungenkräuter wie z. B. Thymian).
Bei Magen-, Leber- und Darmbeschwerden tun Gänseblümchen gut und auch bei Erkältungen. Gänseblümchen straffen und festigen das Gewebe, lassen es jünger erscheinen. Helfen somit auch bei Narben und dienen der Wundheilung!

Gänseblümchen können problemlos getrocknet werden! Die Blüten sind essbar und schmückende Beigabe auf jedem Salat.

Frische Blüten, Knospen und Blätter passen in Salate, Suppen, Gemüse, zu Kartoffeln, in Omelette und andere Eierspeisen.
Ein dickes Büschel Gänseblümchen sollte in jeder selbstgemachten Boullion mitkochen. Ob Rinder-, Gemüse- oder Hühnersuppe, Gänseblümchen gehört hinein.

Eher unbekannt ist das Gänsefingerkraut. Es ist ebenfalls eine Frauenpflanze.

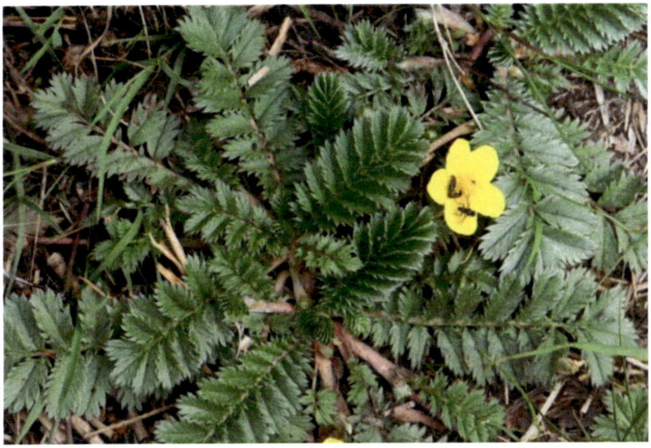

Pfarrer Kneipp schätzte die krampflösende Wirkung bei Säuglingen.

Die Inhaltsstoffe sind Gerbstoffe, Tormentosid (lat. „tormentum = Kolik), Flavonoide, Cumarine, Phytosterole, Anthocyane, wirken entzündungshemmend, gegen Durchfall und Keime (Gerbstoffe), zellschützend, (Anthzyane), durchblutungsfördernd (Cumarine), krampflösend und stopfend.
Gänsefingerkraut ist das „Krampfkraut Nummer 1“ – es entspannt, löst Krämpfe, lindert Durchfälle und stillt Blutungen.
Die Wirkung ist am besten, wenn man so früh wie möglich vor den zu erwartenden Beschwerden dagegen angeht.
Es kann:
Innerlich bei Menstruationskrämpfen, Magenkrämpfen oder -koliken, Durchfallerkrankungen mit Krämpfen, starke Blähungen oder auch Migräne vor der Mens angewendet werden.

Äußerlich wird bei Krämpfen ein warmes Gänsefingersäckchen auf den Bauch gelegt.

In der modernen Phytotherapie (Kommission E) ist der krampflösende Effekt eindeutig nachgewiesen worden!

Der Giersch ist ein äußerst unbeliebter Gast im Garten, aber ein sehr wirkungsvoller.

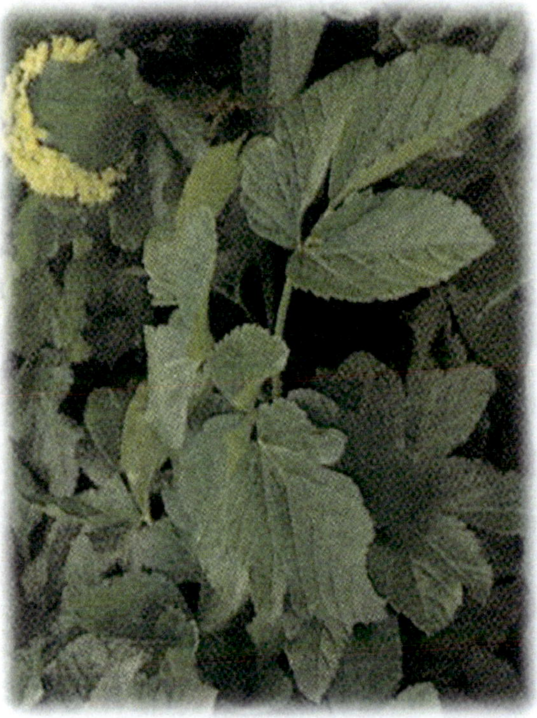

Er hat den lateinischen Namen Podagra, das bedeutet Gicht und weist auf seine Anwendung hin. Im Umgangssprachlichen heißt er Zipperleinkraut. Mit Zipperlein bezeichnete man früher

die Gicht.
Neben der Brennnessel ist der Giersch eines unserer ältesten Wildgemüse.
Vielfältig sind seine Wirkstoffe:
Viele Mineralien und Spurenelemente (Kalzium, Magnesium, Phosphor, Silizium), viel Vitamin C
(4 x so viel wie in Zitronen), Nitrate, Kaffeesäure, Ätherisches Öl

Die Pflanze wurde schon im Mittelalter als Heilmittel gegen Gicht und Herzgefäßerkrankungen eingesetzt. Vor allem bei Beschwerden im Fußbereich. Aus einer Abkochung der Blätter kann ein Wickel für Gichtknoten an den Füßen und Zehen hergestellt werden. Hilft auch bei schlecht heilenden Wunden, außerdem bei Rheuma und Ischias.
Bei Insektenstichen ist der Frischsaft aus zerriebenen Blättern hilfreich. Er nimmt die Schwellung und den Juckreiz, wenn er sofort auf die Stelle gerieben wird.

Hier einige Anwendungsmöglichkeiten:
Tee aus den frischen Blättern (2 EL zerkleinerte Blätter auf ¼ l kochendes Wasser), 5 Min. ziehen lassen, abgießen, 3 Tassen täglich.
Tee aus getrocknetem Kraut für einen Wickel bei Gichtknoten und schlecht heilenden Wunden, auch bei Rheuma und Ischias.
Frischsaft aus zerriebenen Blättern bei Insektenstichen, nimmt die Schwellung.
Frische Blätter, gequetscht als Wickel bei Schmerzen und Wunden, wirkt antibakteriell.
Wildgemüse oder Petersilienersatz. Junge Blätter eignen sich als Wildspinat oder in Spinatmischungen. Sie gehören in die Gründonnerstagssuppe (aus 9erlei Kräutern)
Getrocknete oder ältere Blätter sind ein Petersilienersatz in Gemüsegerichten, Aufläufen und Suppen. Überall wo Petersilie

passt, schmeckt auch Giersch. Auch die Samen lassen sich als Würze einsetzen.

Bei den Fasten- oder Basenkursen setzte ich gerne den Griechischen Bergtee ein. Er schmeckt gut und wirkt stimmungsaufhellend, wenn es den Teilnehmern mal nicht so gut geht.

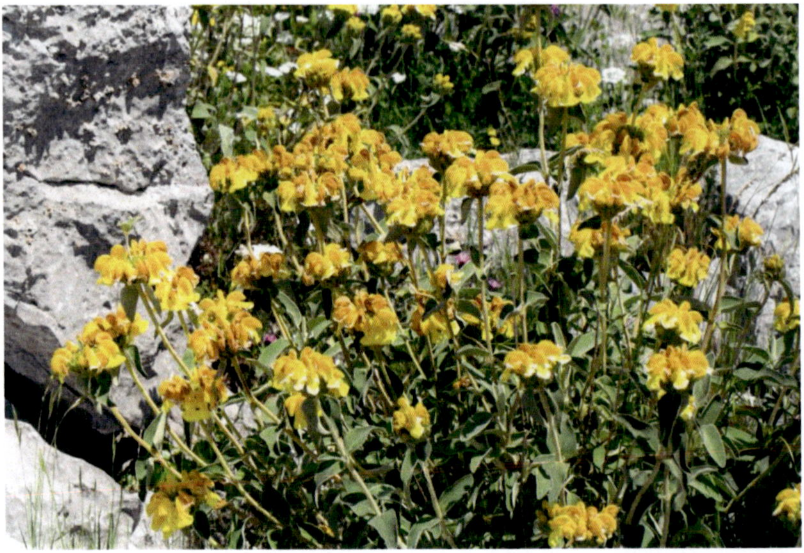

Er ist in Griechenland und in der Türkei zu Hause und liebt magere Böden in Höhen von 800 – 1000 m.

Mit seinen Inhaltsstoffen:
α-Pinen, β-Pinen, β-Caryophyllen, Caryophyllenoxid, Limonen, 1,8-Cineol, Carvacrol, Myrcwn, Germacren D, α-Bisabolol, Fenchon und Sabinen, reichlich Phenolen und Flavonoiden
wirkt er entzündungshemmend, antibakteriell und gegen Pilze. Er ist eine gute Alternative zu Johanniskraut, da weniger Ne-

benwirkungen wie Photosensibilisierung der Haut oder Interaktionen mit anderen Arzneimitteln) bewirkt. Auch sorgt er für guten Schlaf, wirkt antriebssteigernd und stimmungsaufhellend.
Ein Tee bei Erkältungen und Störungen des Verdauungstraktes (1-2 l tgl.) wirkt Wunder.

Die therapeutische Verwendung von Sideritisextrakten (Auszügen) ist wissenschaftlich bewiesen bei

Depressiven Störungen
Panik-Attacken
Generalisierten Angststörungen
Zwangsstörungen
Essstörungen
Klimakterische Beschwerden
ADHS (Aufmerksamkeitsdefizit-Hyperaktivitätssyndrom im Erwachsenen- und Kindesalter.

Muss mit dem Arzt abgesprochen sein.

Der Gundermann oder Gundelrebe ist fast so unbeliebt wie der Giersch. Gundermann beinhaltet die Silbe „Gund“, das bedeutet im Altdeutschen Eiter. Er hat also eine reinigende, ausleitende Wirkung.

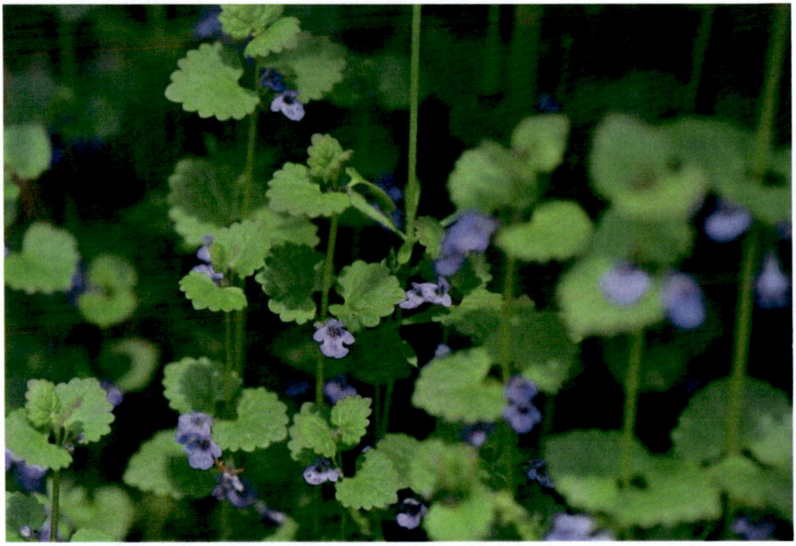

Er bildet dicke Teppiche mit kleinen blauen oder blauvioletten Blüten. Vor allem in der Nähe von Sträuchern oder Laubhecken fühlt er sich wohl. Er ist zwar eine Kletterpflanze, rankt aber nicht in die Höhe. Seine langen Ranken schlängeln sich auf dem Boden entlang und seine Lippenblüten sind sehr klein und unscheinbar. Bienen lieben den Gundermann, der sie mit seinem starken, aromatischen Duft unwiderstehlich anlockt. Die Gundelrebe wächst überall da, wo Menschen wohnen, als wüsste sie, dass der Mensch sie für seine Generalreinigung braucht.
Gundelrebe und Tagetes vertragen sich nicht. Dort, wo Tagetes gewachsen sind, gedeiht das Kraut nicht mehr!

Er wurde früher, als Frauen noch Bier brauten, zusammen mit

anderen Kräutern als Würze beigegeben. Als die Mönche das Bierbrauen übernahmen, wurde Hopfen als Würze genommen – weil er den sexuellen Appetit dämpft. Die Gundelrebe regt eher an!

Inhaltsstoffe
Ätherische Öle (die ganze Pflanze riecht sehr aromatisch, wenn man sie zerreibt), Gerbstoffe, Bitterstoffe – Glechomin stärkt das Herz und die Leber, Harze, Mineralstoffe (viel Kalium und Kalzium), Saponine, Chlorophyll.

Wirkungen
Mit der Gundelrebe startet man eine Generalreinigung für alle Organe.
Magen und Darm, Lungen und Bronchien, Harnblase und Nieren, Galle und Leber.
Eine Kur ist wie ein Hausputz, es werden alle Organe inspiziert und – wenn nötig – gereinigt.
Die Gundelrebe regt die Produktion aller Körpersäfte stark an – deshalb Überdosis vermeiden. Weniger ist mehr!

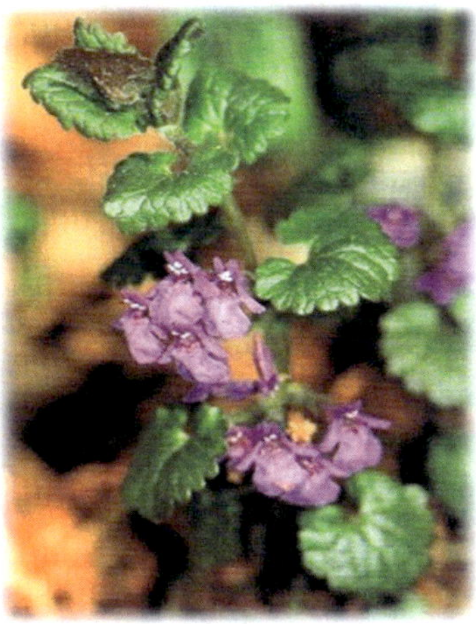

Sie hat entzündungshemmende und antivirale Eigenschaften. Auf die Psyche hat sie eine ausgleichende Wirkung. Sie veranlasst Menschen auf eine subtile Art, Ordnung zu machen – nicht nur beim Hausputz, sondern auch im Bewusstsein. Das eine bedingt wahrscheinlich das andere.

Tee, getrocknet oder frisch (2 TL getrockn. Kraut auf ¼ l kochendes Wasser, aufgießen, 10 Min. ziehen lassen, 3 x tgl. kurmäßig trinken.)
Teekur über mind. 3 Wochen, pur oder mit anderen Frühjahrskräutern zusammen.

Früher wurde das Kraut in frische Milch gelegt, damit diese keimfrei und genießbar bleibt.

Wer hätte gedacht, dass nicht nur die Himbeeren als Früchte verwendet, sondern Himbeerblätter als Heilmittel in der Frauenheilkunde eingesetzt werden?

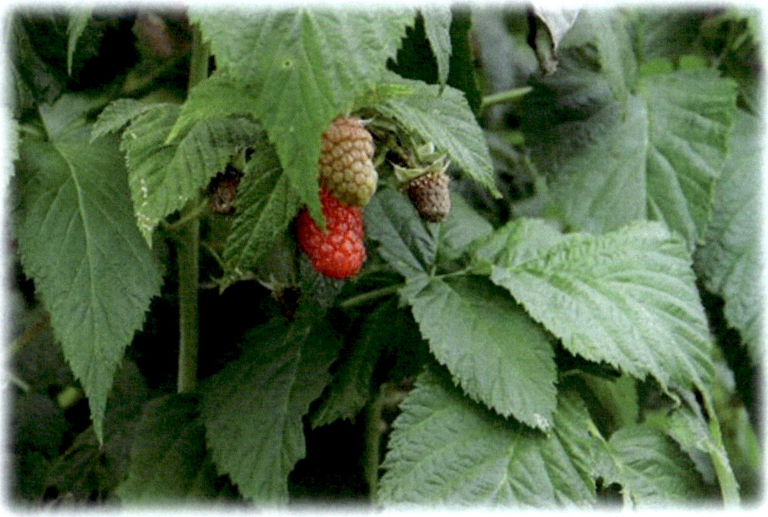

Verwendung der Blätter bei
Durchfall
Chron. Hauterkrankungen
Geschwüren
Regelbeschwerden
Zur Geburtserleichterung
Sie wirken entspannend auf die Uterusmuskulatur und die Eingeweide.

Inhaltsstoffe
Blätter: Gerbstoffe, Vitamin C, Flavonoide, Isoflavone
Beeren: Fruchtsäuren, Vitamine, viel Mineralstoffe
Wirkung
Blätter: Zusammenziehend (adstringierend) und heilend auf-

grund der Gerbstoffe. Die Isoflavone wirken östrogenausgleichend, fördern den Schleimhautaufbau in der Gebärmutter, regen die Eireifung und den Eisprung an, wirken blutstillend und blutbildend, beruhigend und entspannend, verhindern Fehlgeburten, fördern die Geburt und Nachgeburt, sind aber nicht unmittelbar wehenanregend, wirken milchbildend und stärken das Bindegewebe.

Anwendung als
Blättertee, zusammen mit ähnlich wirkenden Kräutern bei Durchfall oder als Gurgelmittel bei Halsschmerzen.
Himbeerblätter sind Bestandteil von vielen Blutreinigungstees oder Haus- und Frühstücksteemischungen
Blättertee für die Fruchtbarkeit
In Schwangerschaftsstabilisierenden oder geburtsvorbereitenden Tees
Wechseljahrestees

Auch das Hirtentäschel ist als Heilpflanze wenig bekannt. Es ist auch eine hochwirksame Frauenpflanze.

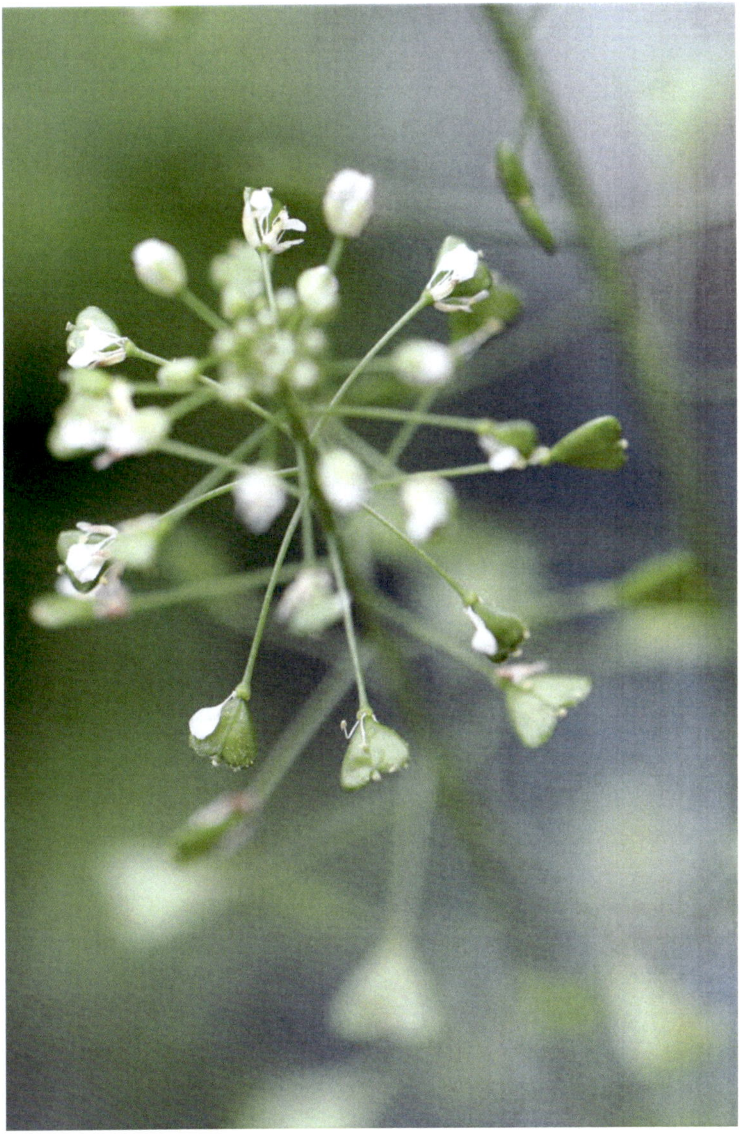

Sein lateinischer Name sagt etwas über sein Aussehen aus. Capsella bursa pastoris. Bursa ist ein Synonym für Tasche, pastoris heißt Pastor, der Hirte. Das Hirtentäschel hat nämlich kleine, herzförmige, flache Gebilde in Form der Taschen, die Hirten früher trugen.

Es ist auf der ganzen Welt zuhause. Ein Hungerkünstler, der überall auf Äckern, Schuttplätzen, Wiesen, auf Brachland, in Gärten zu finden ist. Eine Pflanze kann bis zu 60.000 Samen bilden. Deshalb gehört es zu den hartnäckigsten Pflanzen überhaupt.

Überliefert ist
von Hippokrates (400 v. Chr.), der das Hirtentäschel als Gebärmuttermittel einsetzte,
bei Dioskurides (1. Jh n. Chr.) wurde es wegen seiner abtreibenden Wirkung eingesetzt.
Hieronymus Bock (16. Jh) nahm es zur Blutstillung allgemein und bei Frauen.
Es wurde in den Weltkriegen als Ersatz für blutstillende Mittel verwendet.

Seine Inhaltsstoffe:
Gerbstoffe, Histamine, Flavonoide, wie Rutin (blutbildend, gefäßschützend), Peptid, Kalium- und Kalciumsalze, Botenstoffe wie Cholin und Acetylcholin; ätherisches Öl, Saponine, Bursasäure,
haben folgende Wirkungen:
Blutstillend, zusammenziehend, gebärmutteranregend, bakterizid, wehenanregend, rückbildungsfördernd nach Geburten, stuhlfördernd.
Wirkungen wie blutdruckausgleichend, herzstärkend und gichtwidrig sind noch nicht ausreichend erforscht.

Gegenanzeige: Nicht in der Schwangerschaft!

Anwendungsmöglichkeiten:
Tinktur bei starker Menstruation oder Gebärmutterblutung außerhalb der Reihe, aufgrund einer hormonellen Dysbalance (Grundkrankheiten gynäkologischer Art müssen ausgeschlossen sein) angewendet und kommt besonders häufig vor in den Jahren vor den eigentlichen Wechseljahren ab 35 oder 40.
Die Eierstöcke produzieren weniger Progesteron, die Gebärmutterschleimhaut wird stark aufgebaut – der Muskeltonus zum Zusammenziehen reicht aber nicht aus, um die oberste Schleimhautschicht abzustoßen. Diese wird durch kleine Gefäße durchblutet, die nicht verschlossen werden.

Das Hirtentäschel hat durch seine Wirkstoffkombination eine blutstillende/zusammenziehende Wirkung, aber auch eine tonusanregende = Doppelwirkung!

Tinktur bei nachgeburtlichen Blutungen, Geburts- und Nachgeburtsförderung, Wochenflussstauungen eingesetzt und als Kompresse bei Nasenbluten, blutenden Hämorrhoiden, oberflächlich blutenden Wunden.

Ein äußerst wichtiger Strauch, der in all seinen Teilen heilwirksam ist, ist der Holunder.

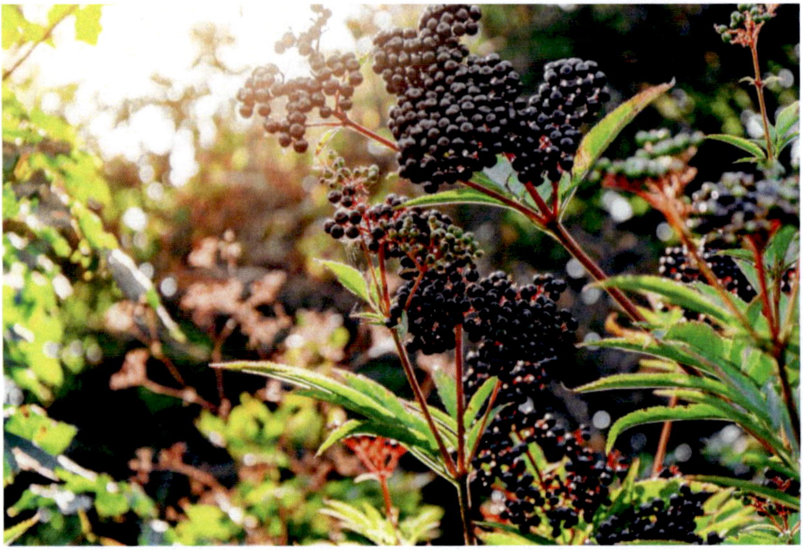

Er wird von alters her geschätzt, was der Spruch belegt „Vor dem Holunder, zieh den Hut herunter“. Sein Holz eignet sich zum Schnitzen von wohlklingenden Flöten. In der Antike gab es Musikinstrumente aus Holunderholz, die sog. Sambucus, deren Töne durch den Wind hervorgerufen wurden.
Schon in der Antike galt Holunder als Universalheilmittel: „Rinde, Beere, Blatt und Blüte, jeder Teil ist Kraft und Güte“. Er war die Apotheke der armen Leute.
Der Holunder ist ausgesprochen robust, frosthart und gedeiht auf fast allen Böden. Er sucht sich aber seinen Platz meist selbst!

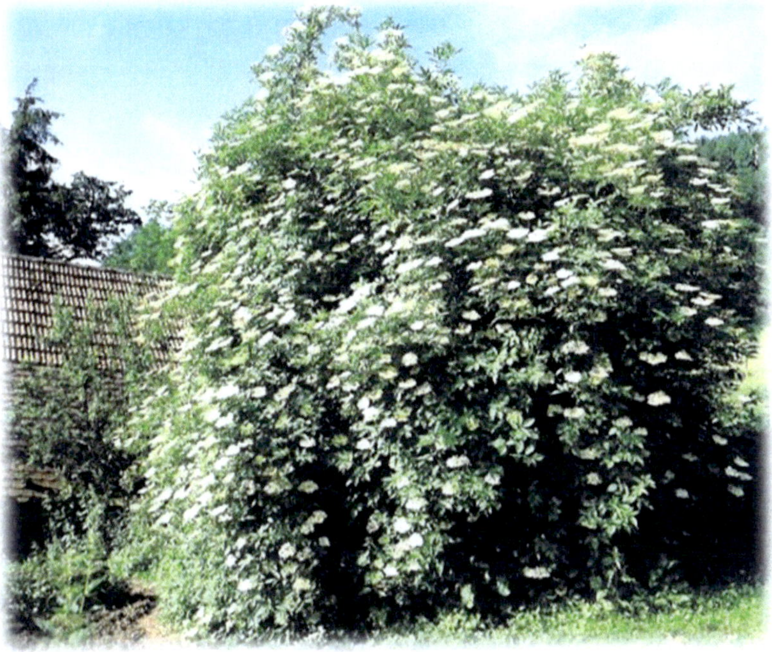

Inhaltsstoffe

Blüten: Flavonoide, ätherische Öle, Gerbstoffe, Aminosäuren, Kalium, Kalzium und Phosphor

Beeren: Vitamin C- und B-Gruppe, Flavonoide, Anthozyanglykoside, Folsäure, Kalium, Kalzium, Phosphor, Karotinoide, Gerbstoffe, Aminosäuren

Vorsicht: Beeren nicht roh oder unreif essen! Sie enthalten das schwach giftige Glykosid Sambunigrin, das beim Kochen oder Trocknen abgebaut wird.

Wirkung

Blüten steigern die Abwehrkräfte, wirken bei Fieber und Infekten schweißfördernd und helfen bei starker Verschleimung, Husten und Stirnhöhlenentzündung. Sie wirken stoffwechsel-

fördernd und leicht harntreibend – gut gegen Rheuma und Neuralgien.
Beeren wirken immunstärkend und antiviral. Heiß getrunken als „Fiebertee“ mit hohem Vitamin C-Gehalt. B-Vitamine wirken bei rheumatischen und Nervenschmerzen. Kalium unterstützt die Ausscheidungsfunktion und die Karotinoide die Funktion der Schleimhäute und die Sehfähigkeit.

Anwendungen
Blütentee äußerlich (Inhalation, Augenauflagen, Auflagen bei leichtem Sonnenbrand),
Badezusatz (Holunderblüten in kalter Milch ziehen lassen, abgießen und ins Badewasser geben), und
Blüten innerlich als Erkältungstee, vorbeugend als Antigrippetrunk, Holunderblütenlimonade und -sirup.
Beeren als Holundersaft.

Die Kamille kennt jedermann, der Kamillentee wird von den einen gemocht, andere können ihn nicht riechen, im wahrsten Sinne des Wortes.

Die Kamille hat viele Sorten, die Hauptsorten sind: Färberkamille = Färbemittel für hellgelbe bis bräunlich gelbe Farben, Römische Kamille, Gefüllte Kamille, Rasenkamille.
Sie hieß früher mit dem wissenschaftlichen Namen Matricaria chamomilla. Von „mater“, (lat. = Mutter) abgeleitet. Das weist darauf hin, dass die Kamille über Jahrhunderte hinweg vor allem bei Frauenbeschwerden als Heilpflanze beliebt war.

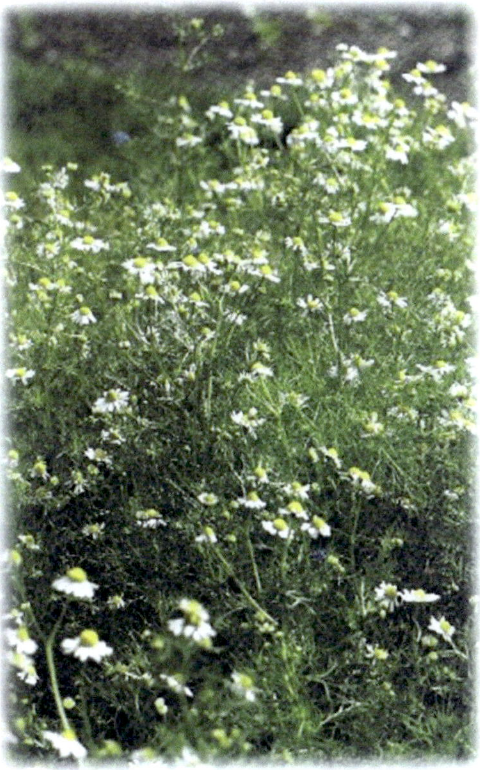

Sie wird seit der Antike als Heilkraut verwendet (Hippokrates und Dioskurides schätzten ihre Heilkraft).
Schon die Araber kannten vor dem 10. Jh ihre arzneiliche Anwendung.
Rudolf Jacob Camerer, auch Camerarius genannt (1665–1721), Botaniker, Mediziner und Physiker, kannte schon das blaue Öl der Kamillenblüten. Er empfahl es gegen Koliken.

Die Kamille wird oft als „Arztpflanze“ bezeichnet. Pflanzt man sie nämlich neben kränkelnde Gewächse, hilft sie, diese zu kräftigen.

Kamille ist eine Magnesiumpflanze. Wer Magnesiummangel hat oder wenn die Magnesiumaufnahme im Körper gestört ist, hat mit dieser Einschleuserpflanze die Möglichkeit, die Magnesiumresorption zu fördern.

Sie besitzt ätherische Öle mit den Inhaltsstoffen Chamazulen und Bisabolol. Außerdem Flavonglycoside, Cumarin, Cholin, Kalium und Schleimstoffe. Die Wirkstoffe sollten direkt mit dem betroffenen Körperteil in Berührung kommen, so sind sie am wirksamsten.

Diese wirken entzündungswidrig, desinfizierend, schmerzlindernd, krampflösend, antiseptisch, menstruationsregulierend und magenstärkend, nervenberuhigend.
Sie hemmen die Produktion von zu viel Magensäure und helfen gegen Bakterien und Pilze.

Aus dem Johanniskraut stelle ich einen Ölauszug her für meine Dorn-Breuss-Massagen.

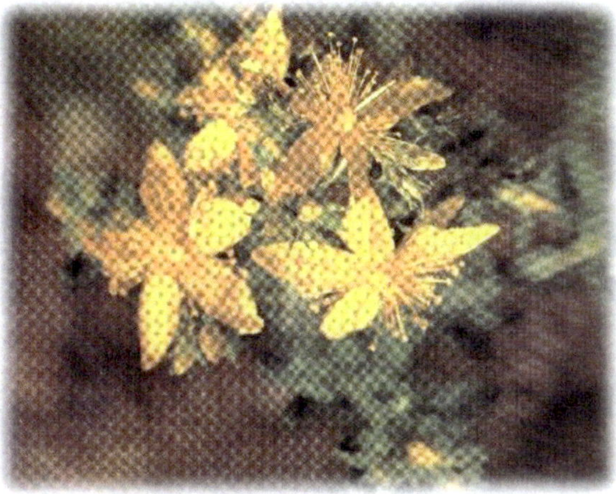

Überliefertes:
Der rote Farbstoff, der aus den zermahlenen Blüten gewonnen wird, symbolisiert das Blut des hl. Johannes bei seiner Enthauptung, denn die Pflanze ist am 24. Juni, dem Tag der Hinrichtung, in voller Blüte.

Johanniskraut ist die bekannteste Mittsommerpflanze. Selbst der Name stammt vom Johannis-Tag (24.06.) ab. Wie keine andere Pflanze ist sie mit der Sonne assoziiert, deren Kraft sie an den längsten Tagen des Jahres aufnimmt, um sie in den dunkleren Tagen des Winters an uns Menschen abzugeben.
Sie bringt die wärmenden Sonnenstrahlen in depressive Gemüter. Das wusste schon Paracelsus (von der Schulmedizin bestätigt!).

Die wertvollen Inhaltsstoffe
Ätherisches Öl, Gerbstoffe, Hyperforin, Hypericin, Bitterstoffe, Flavonoide, Phytosterole, Gerbstoffe, Rutin, Cholin, Flavonoide, Anthocyane wirken abschwellend, entzündungshemmend, nervenstärkend, blutverbessernd, beruhigend (Hypericin wirkt zunächst leicht beruhigend und auf die Dauer gesehen stimmungsaufhellend), schmerzlindernd, wundheilend.

Anwendungen:
Tee:
Gegen Depressionen, Angstzustände, Konzentrationsschwäche, Nervenentzündungen, Nervenschmerzen, Schlafstörungen und Migräne, bei PMS und Wechseljahresbeschwerden, Bettnässen, gegen Rückenschmerzen, Ischias, Wunden, Insektenstiche, Sonnenbrand.

Massageöl: Gewebeberuhigend
Tinktur:
Innerlich: bei Bedarf 3 x tgl. 20 Tropfen in Wasser einnehmen.
Äußerlich: Zur Hälfte mit Wasser verdünnt bei kleinen Wunden, Pickeln oder Insektenstichen.

Für das *Auszugsöl*, auch Johanniskraut-Mazerat genannt, wird 1/2 l Olivenöl und 25 g Blüten in eine Glaskaraffe abgefüllt und 4 - 6 Wochen auf der sonnigen Fensterbank oder einem sonnigen Platz auf der Terrasse stehen gelassen (abdecken, dass es nicht hineinregnet). Ab und zu schütteln. Das nun rote Öl in eine Schraubverschlussflasche abgießen und kühl aufbewahren.

Achtung: Bei Schwangerschaft sollte Johanniskraut nur nach Absprache innerlich verwendet werden. Johanniskraut macht die Haut lichtdurchlässiger, und bei lichtempfindlichen Personen kann die Einnahme in Kombination mit Sonnenbädern zu unangenehmen Hautrötungen führen. Bei gleichzeitiger Einnahme von Medikamenten ist eine Rücksprache mit dem Arzt ebenfalls zu empfehlen. Da Johanniskraut die Lichtempfindlichkeit steigert, sollte man Johanniskrautöl nicht vor Sonnenbädern verwenden!

Zu den Schleimpflanzen gehört die Königskerze, wie auch der Huflattich und die Malve.

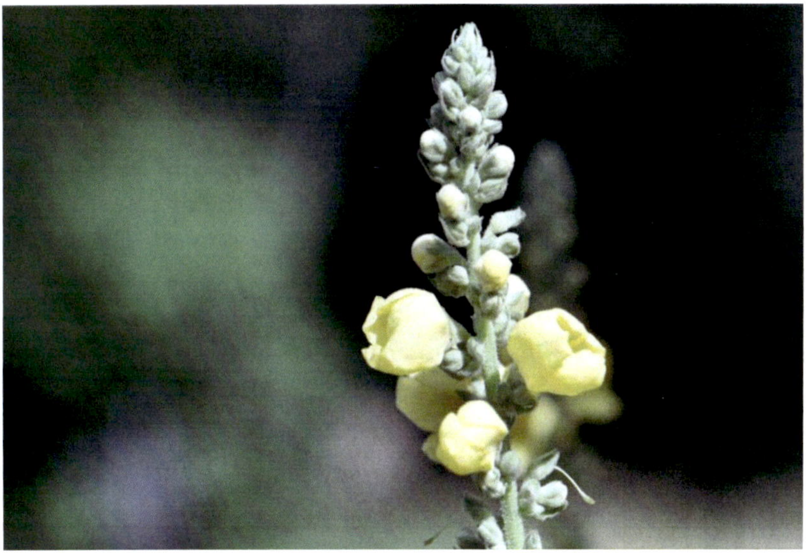

Wir finden sie auf Brachland, steinigen Böschungen und auf dem Schotter am Wegrand. Wichtig sind ein trockener kalkhaltiger Boden und viel Sonne.

Die Königskerze bildet der Tradition nach die Mitte des Kräuterbüschels zu Mariä Himmelfahrt.

Sie ist eine Einschleuserpflanze für Kalium. Wo der Körper

Schwierigkeiten hat, Kalium aufzunehmen, bereitet die Pflanze den Weg.
Weitere *Inhaltsstoffe* sind
Saponin, Sapogenin, Invertzucker, Rohrzucker, Schleim, ätherisches Öl, Fett, Hersperidin, Kalium.

Der Name Schleimpflanze deutet auf ihre Wirkung hin. Sie wirkt auswurffördernd, hustenlindernd (Dauerhusten), bei Asthma, außerdem blutreinigend, erweichend, harntreibend, beruhigend, krampflösend, hautreinigend, schweißtreibend.
Bei hartnäckigem Husten, wenn die Atemwege schon entzündet sind, kann die Pflanze Wunder wirken. Ist ein mildes Heilmittel für Kleinkinder und Kinder.

Anwendungen
Der Blütentee ist harntreibend (deshalb auch bei Rheuma hilfreich), dann ungesüßt, als Hustentee wird er gesüßt mit Honig.

Das Blütenöl hilft bei Harntröpfeln (natives Sonnenblumenöl wird in ein Glas mit Schraubverschluss gefüllt und mit frisch aufgeblühten Blüten befüllt, bis das Glas voller Blüten ist, die im Öl schwimmen. Täglich schütteln und ca. 4 Wochen in der Wärme stehen lassen. Abfiltern und tgl. 15 Tr. nehmen, bis die Symptome abgeklungen sind.)

Die Blütenessenz hilft bei Husten. 15 Tr. in einem Glas warmem Wasser.

Im Sommer findet man an sonnigen Wegrändern, vor Gebüschen und Hecken das weißblühende Labkraut, das lange Ranken bildet und sich deshalb auch gut für Wiesenblumensträuße eignet.

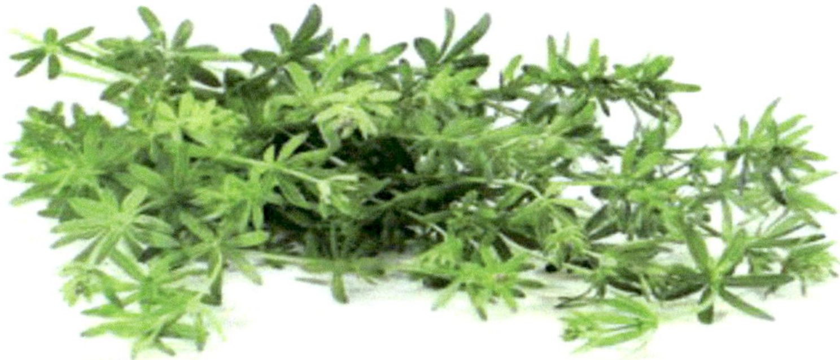

Der Gattungsname Gallium leitet sich aus dem griechischen „gala“ für Milch ab und zeigt die lab-artige Wirkung der Pflanzen an, die Milch zum Stocken zu bringen.

Sieht in der Blüte von Mai bis September von der Ferne wie weißes Schleierkraut aus. Die vielblütige, mehrjährige Pflanze ist übersät mit kleinen weißen Blüten, die jeweils aus 4 Blütenblättern bestehen und süßlich duften. Die länglich spitzen Blätter sind quirlständig, etagenweise angeordnet (wie beim Waldmeister). Sie sind so zart, dass sie sich nur mit gegenseitiger Stütze aufrichten können.

Inhaltsstoffe:
Ätherische Öle, Flavonoide, Gerbstoffe, Glykoside

Wirkung:
Stoffwechselanregend, entschlackend. Das Labkraut wird daher meist zur Frühjahrskur eingesetzt.

Ein vielseitiger Halbstrauch ist der Lavendel, den sicher jeder kennt. Er hat eine lange Geschichte.

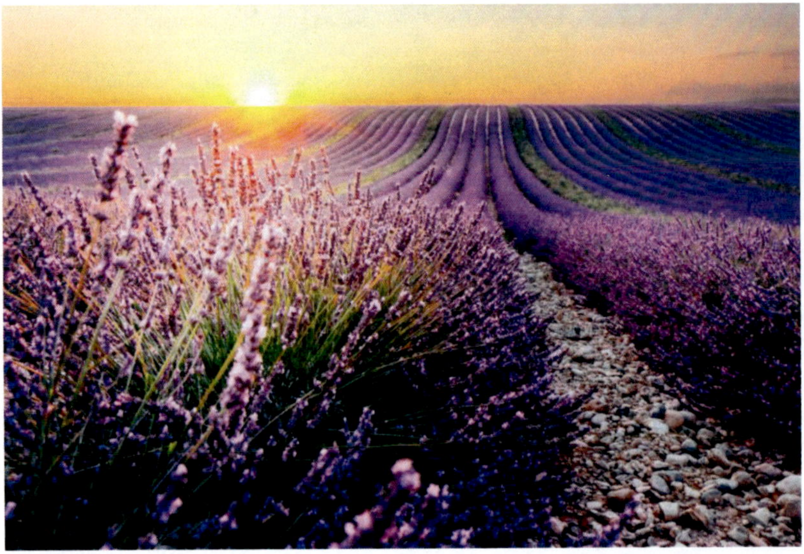

Er wird auch Nervenkräutlein, Schwindelkraut, Hirnkraut, Balsam genannt.
Der Name stammt aus dem Lateinischen lavare „waschen", weil Lavendel früher dem Waschwasser und Bädern beigemengt wurde.

Es gibt etwa 20 verschiedene Arten.

Eigentlich ist er im Mittelmeergebiet und in Südfrankreich zu Hause und gelangte mit den Benediktiner-Mönchen über die

Alpen. Bereits im 11. Jahrhundert wurde er in deutschen Klostergärten angepflanzt. 5 Jahrhunderte später wird die Pflanze in großen Kulturen in England und seit dem 19. Jahrhundert in Österreich angebaut (sog. „Lavendelweiber" zogen durch Wien und verkauften Lavendelsträußchen, die der Wäsche einen angenehmen Duft verleihen sollten).
1773 kamen die Shakers (Sekte im englischen Manchester gegründet) nach Amerika, kultivierten Lavendel und andere Kräuter, die sie als Heilmittel verkauften (erste pharmazeutische Fabrik der Welt. Der erste Katalog enthielt eine Liste von 120 patentierten Heilmitteln, darunter ein Lavendelextrakt gegen Blähungen.)
Die Ägypter balsamierten ihre Toten damit ein und bei den Römern war er das Zeremonienkraut und der Mutmacher vor der Schlacht.
Paracelsus empfahl ihn zur Schmerzlinderung und bei Nervenleiden. Seit Jahrhunderten wird er in der Medizin zur Blutstillung und Beruhigung verwendet.

Überliefertes

- Lavendel ist eine „Muttergottespflanze" (vertreibt die Unkeuschheit).
- Zur Lufterfrischung Einstreu auf dem (Lehm)boden.
- Soll gegen die Pest geholfen haben – denkbar, da dort, wo es sauber ist, auch keine Ratten und Flöhe sind.
- Liebesbrief, mit Lavendel parfümiert, soll den Mann nachdenklich machen und von übertriebener Eigensucht befreien.

Inhaltsstoffe
Ätherisches Öl mit Monoterpenen (Linalylazetat und Linalool), Kampfer, Harz, Gerbstoffe (Rosmarinsäure), Cumarin,

Ursonsäure und Flavonoide.

Wirkungen
Pflanze: Beruhigend, schlaffördernd, krampflösend durchblutend, desinfizierend.
Ätherisches Öl: nervenstärkend, mild beruhigend, einschlaffördernd, krampflösend, entzündungswidrig, wundheilend (bei Verbrennungen), antibakteriell, antimykotisch (gg. Pilze) und insektizid.

Anwendungen:
Blütentee – bei Unruhezuständen, nervöser Erschöpfung, Einschlafstörungen, Herzklopfen, Harnverhalten, Altersschwäche, Wechseljahresbeschwerden, Nervenleiden, Schlaganfall, gallebildend.
Bad – bringt den Blutdruck in die Mitte.
Lavendelkissen – bringt erholsamen Schlaf, wirkt gegen Motten und Fliegen.
Lavendelöl (ätherisches) – lindert Verbrennungen und den Schmerz.
Kaltauszug – hilft bei Akne als Gesichtsdampfbad oder Waschung.

In der Aromatherapie wird das *ätherische Öl* für Massagen verwendet, um Infektionen, Hautreizungen und -ausschläge, Rheuma, Angstzustände, Schlaflosigkeit und Depressionen zu behandeln.

Mückenschutz
Reiben Sie die Haut mit frischen Blüten ab oder befestigen Sie einen Lavendelzweig an ihrer Kleidung, um Stechmücken fernzuhalten. Verwenden Sie Blüten in Potpourris.

Ungeziefermittel
Lavendel ins Putzwasser vertreibt Ungeziefer aus der Wohnung.

Auch der Löwenzahn ist gut bekannt unter den Kräutern und auch schlecht aus dem Rasen auszurotten. Trotzdem ist er eine wertvolle Heilpflanze, eine Bienenpflanze und eine Symbolpflanze. Er verträgt jeden Boden und besiedelt brachliegende Flächen, verschließt Wunden in der Landschaft und bereitet den Boden vor für neue Vegetation.

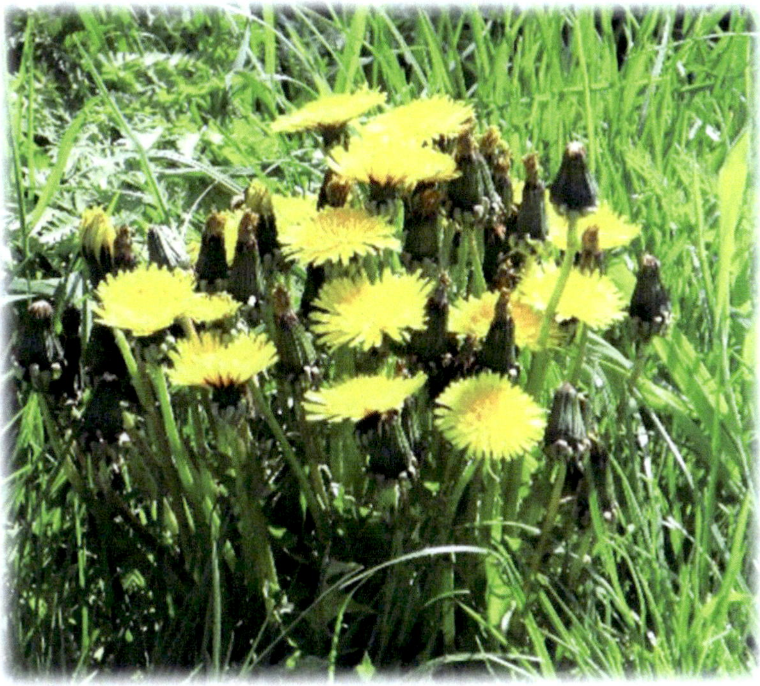

Es gibt weltweit 2000 Löwenzahnarten und überall gelten sie als Gemüse- und Salatpflanzen.

Er lässt sich nur schlecht konservieren, vielleicht auch deshalb, weil er oft während des Winters neu austreibt.
Die leuchtend gelben Korbblüten sind eine Bienen- und Augenweide.
Der Milchsaft, der aus den röhrenförmigen Stängeln austritt ist nicht giftig – nur sehr bitter!
Löwenzahn ist ein Symbol für Lebenskraft und Erneuerung.

Inhaltsstoffe
Vitamine, vor allem Karotinoide (ca. 50 x so viel wie in anderem Salat), Vitamin C, alle wichtigen Mineralstoffe: Kalium (wassertreibend) und Eisen (ein Vielfaches vom Spinat), Bitterstoffe (Taraxin) fördert die Magensaft-Produktion und ist galletreibend, Flavonoide, Gerbstoffe,
Cholin (zerlegt Fett und steigert den Gallenfluss), Inulin, Schleim, wenig ätherisches Öl.

Er wirkt blutreinigend, entgiftend, entwässernd, leberunterstützend, transportiert Schlacken aus dem Bindegewebe ab und ist galletreibend.

Er ist vielseitig anwendbar:

Tee aus der Wurzel, als Kaltauszug Stunden vorher angesetzt. 1 Tasse morgens nüchtern und 1 Tasse abends vor dem Zubettgehen. Anwendung über 4 – 6 Wochen
Blätter in Salaten, als Gemüse. Blüten in Eierspeisen und Omelette.
Grüngetränk aus Apotheke oder Reformhaus (2 – 3 EL pro Tag)
Smoothie (1 Handvoll, 1 x tgl.)

An Bachläufen und Feuchtwiesen blühen im Sommer weiße, zarte Blütenkerzen, das Mädesüß, Filipendula ulmaria.

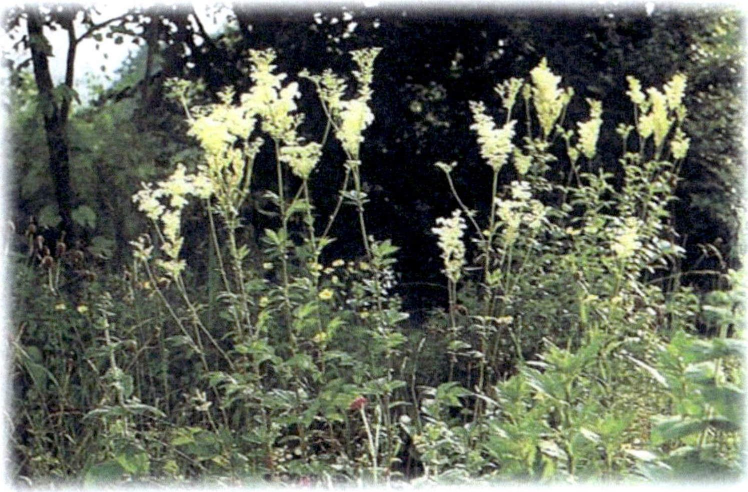

Der Name setzt sich aus dem lateinischen „filum“ (Faden) und „pendulus“ (hängend) zusammen, wegen der an fasrigen Wurzeln hängenden Wurzelknollen. Der deutsche Name Mädesüß ist verwandt mit dem angelsächsischen Wort „medesweete“, da diese Pflanze zum Aromatisieren von Met verwendet wurde.

Wirkstoffe:
Glycosid: Salicylsäure (aus ihr wird das Aspirin synethisiert), ätherisches Öl, Vanillin, Terpene, Gerbstoffe, Schleim.
Der Name Aspirin (Spireae = Drogenname) ist eine Referenz an die Pflanze.

Wie das Aspirin wirkt die Pflanze schmerzlindernd, schweißtreibend, harntreibend und blutstillend.

Vor allem die Blüten enthalten eine größere Menge Salicylsäureverbindungen und Gerbstoffe.

Blütentee (1 – 2 TL Kraut mit Blüten mit ¼ l heißem Wasser aufgießen, 10 Min. ziehen lassen.)
2 Tassen pro Tag bei Erkältungskrankheiten und Grippe mit Kopfschmerzen, rheumatischen Beschwerden und als Nierenmittel.
4 Tassen täglich können als Blutreinigungsmittel getrunken werden (erhöht die Harnmenge, durch die die Körpergifte ausgeschieden werden).
Kompressen, Packungen, Fußbäder mit einem starken Teeauszug bei geschwollenen Beinen und Füßen.

– Zusammen mit Kupferbeize erhält man aus den Wurzeln ein schwarzes Färbemittel –

Frische Blüten schmecken süß und sind ein gesunder Zuckerersatz in Getränken, in Apfel- und Beerengelees (richtige Dosis herausfinden – zu viel davon schmeckt etwas arzneilich). In Essig eingelegt für Salatdressing.
Das Aroma der Mädesüß-Blüten erinnert an eine Mischung aus Nüssen, Honig und Bittermandeln.

Die Zitronenmelisse findet sich in manchem Kräutergarten. Sie ist eine unkomplizierte Pflanze mit vielen Anwendungsmöglichkeiten. Im Mittelmeerraum wächst sie wild, bei uns in Gärten und Kulturen.

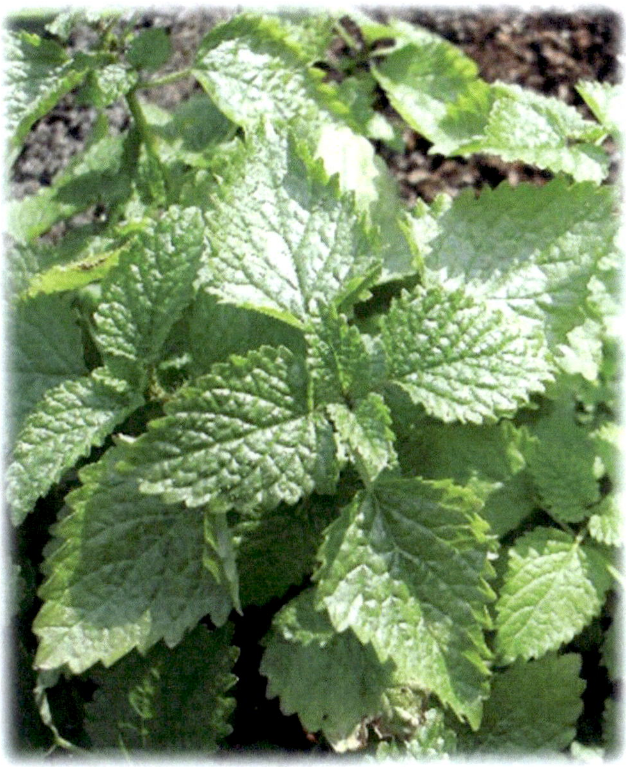

- Lt. Paracelsus ein Lebenselixier „Unter all den Dingen, die die Erde hervorbringt, ist die Melisse das beste Kraut für das Herz.
- Avicenna (Ibn Sina), persischer Arzt und Philosoph (980 – 1037): Melisse macht das Herz froh

und stärkt die Lebensgeister.

- Die Melisse sollte ungeheure Kräfte besitzen, die Jugend zurückbringen und Dahin-siechende wiederbeleben.
- Ein Kranz aus Melisse hält Bienen fern. Wenn man das Bienenhaus mit Melisse einreibt, dann bleiben die Bienen im Stock.

Melisse ist eine Einschleuserpflanze für Kalium. Wenn der Körper Schwierigkeiten mit der Kaliumaufnahme hat, springt Melisse ein und bereitet den Weg. Die Einbauschwierigkeiten werden gelöst oder verhindert.

Die Inhaltsstoffe sind:
Gerbstoffe, Bitterstoffe, Harz, Schleim, Vitamine, Mineralstoffe, Kalium. Im ätherischen Öl sind Citral, Citronellal, Linalool, Geraniol und bewirken eine Belebung, sind krampflösend, beruhigend, nervenstärkend, schlaffördernd, magenstärkend, schweißtreibend, leber- und galleanregend, blutdruckregulierend und wirken antiviral.

Ätherisches Melissenöl
wirkt stark antiviral, entzündungshemmend, schmerzmindernd, stärkend für das Immunsystem, Galle- und Magenfluss fördernd, herzstärkend, herzberuhigend, Angst mindernd, Stress und Schockzuständen, bei Trauer. Effektiv bei hyperaktiven Kindern.
Besonders gut wirkt es gegen Herpes, da es die Infektion um mehr als 97 % verringert, indem es die Viren vor dem Befall der Zellen blockiert.

Es wird durch Wasserdampfdestillation des blühenden Krauts gewonnen (6 – 8 Tonnen ergeben 1 kg äth. Öl.) Es ist deshalb sehr teuer und wird häufig als Fälschung angeboten, d. h. das

Citronellagas wird zusammen mit Melissenblättern destilliert und als Melissenöl angeboten, es hat aber nicht die gleiche Heilwirkung wie reines Melissenöl.
Bekannt ist auch der Klosterfrau-Melissengeist, der schon 1775 entwickelt wurde und an Bekanntheit seitdem nichts eingebüßt hat. Die Urheberin ist die Nonne Maria Clementine Martin.

Die Nelkenwurz (gelbe Blüte) ist eine Verwandte der Bachnelkenwurz (rostbraune Blüte) und heißt auch Heil aller Welt. Das weist auf ein breites Wirkungsspektrum hin. Sie ist fast überall zu finden, an Waldrändern, bei Naturhecken, Gebüschen und Mauern. Liebt gut durchlässige Böden, in sonniger bis halbschattiger Lage.

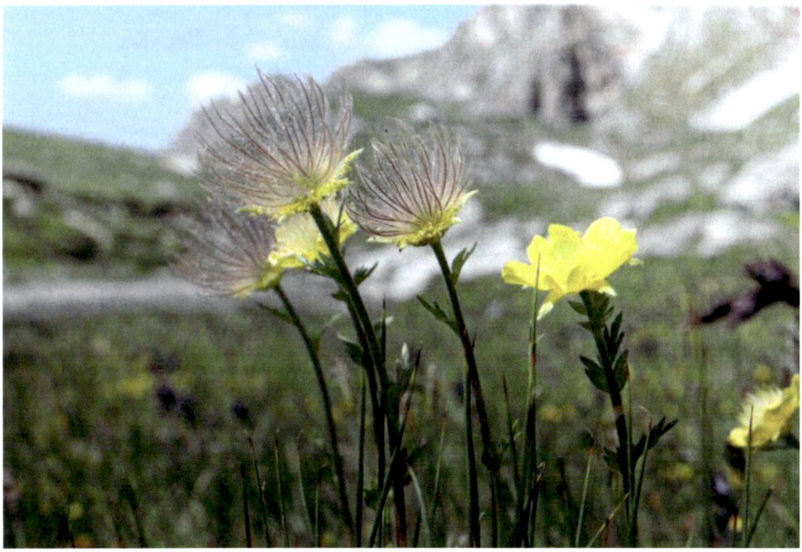

In der Pflanze verbinden sich die stoffwechselstärkenden Bitterstoffe mit der zusammenziehenden Wirkung der Gerbstoffe (Tannine), d. h. die Pflanze ist ein Mittel für Blutungen und

auch für Krampfadern und Venenschwäche nützlich.
Damit wirkt sie blutstillend, stopfend, herzstärkend, zusammenziehend, anregend, nervenstärkend und verdauungsfördernd und antiseptisch, wofür ihr ätherisches Öl mit dem Wirkstoff Eugenol verantwortlich ist. Zeitweise wurde sie als Ersatz für Chinin eingesetzt – als Fiebertee.

Verwendet wird die Wurzel
Wurzel: Abkochung (Tee) bei inneren Blutungen, Durchfall, Ruhr, zu starker Regel, Gicht und Harnsäureleiden (1 TL Wurzel mit ¼ l kochendem Wasser übergießen und ¼ Std. ziehen lassen. Oder: Kalt ansetzen und bis zum Sieden erhitzen. 2 Tassen/Tag sind ausreichend).
Wurzel und Kraut: Tee bei Magenverstimmungen und Verdauungsstörungen, da er Leber und Galle reguliert. Auch bei nervösen Störungen.
Tinktur aus der Wurzel bei Weißfluss.
Starke Abkochung der Wurzel für Umschläge, Auflagen oder Teilbäder. Bei Hämorrhoiden und Frostbeulen als Sitzbad, Umschläge bei Krampfadern, bei Schleimhaut- und Zahnfleischentzündungen wird gegurgelt.
Wein aus Nelken- oder Benediktenwurz bei verschiedenen Herzleiden. (250 g Wurzel ansetzen mit 1 l gutem Weißwein. 10 Tage lang bei Zimmertemperatur stehen lassen, abseihen und bei Bedarf ein Likörglas voll trinken.)

Ein wahrhaft hilfreiches Kraut, das die Volksheilkunde beschreibt.

Bekannter ist die Ringelblume, die aus den Mittelmeerländern und aus dem Iran kommt, aber in jedem Garten als Zierpflanze zu finden ist.

Sie gilt als Marienpflanze, Frauenpflanze und als Wetterorakel, d. h. wenn sich die Blüten bis 7 Uhr nicht geöffnet haben, ist Regen zu erwarten.

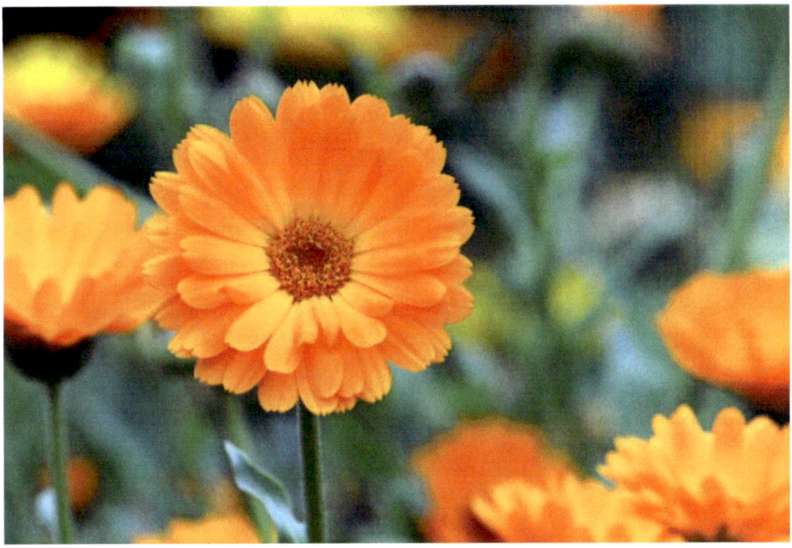

Durch den Bitterstoff „Calenulen“ und den Farbstoff „Calendulin“ wirkt sie zum einen gegen Leber- und Galleleiden, zum anderen heilend bei Hautleiden und Wunden. Außerdem hat sie noch die Wirkstoffe ätherische Öle, Schleimstoffe, Fermente, Saponine, Flavonoide, Farbstoffe, was ihr folgende Eigenschaften gibt:
antiseptisch, wundheilend, narbenbildend, entzündungshemmend, erweichend, schweißtreibend, krampflösend, menstruationsregulierend, Lymphsystem unterstützend

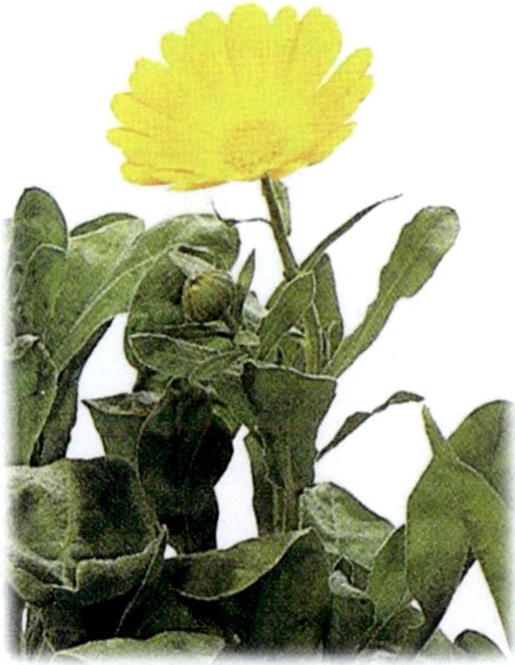

Vielfältige Anwendungsmöglichkeiten machen sie besonders wertvoll:

Tee (2 TL mit ¼ l siedendem Wasser übergießen und 10 Min. ziehen lassen, 3 Tassen/Tag) bei Leber- und Gallenleiden, Gelbsucht, Abgespanntheit, Kopfschmerz, Menstruationsbeschwerden.

Teeumschläge bei Hautentzündungen, Verstauchungen, Quetschungen, Abszessen, Geschwüren

Salbe bei schlecht heilenden Wunden, Sonnenbrand, Verbrennung, Durchblutungsstörungen, Quetschungen.

Umschläge bei Ekzemen, Intertrigo (Wolf), Erfrierungen, Blutergüssen.

Tinktur (1:10 verdünnt) bei zur äußerlichen Desinfektion und als Wundmittel, bei übermäßiger Hornhautbildung.

Sitzbad mit Ringelblumenaufguss oder einigen Tropfen Tinktur vertreiben Weißfluss und helfen bei Unterleibsblutungen.

Auch in der Küche wird sie gern verwendet, und zwar die Blütenblätter zum Färben von Butter, Käse und – als „Arme-Leute-Safran" im Reis. Auch in Salaten und Omeletten schmeckt sie köstlich. Blüten, getrocknet im Tee, geben feines Aroma. Färbt Salatöl goldgelb.

Fast auf jeder Wiese finden wir den Rotklee, der eine Zeigerpflanze ist für mit Stickstoff überdüngte Wiesen. Er entgiftet die Erde, indem er überschüssigen Stickstoff in abbaubare Formen überführt. Wichtiger aber sind neuere wissenschaftliche Erkenntnisse, die den Rotklee als Pflanzenöstrogen für Fruchtbarkeit und Frauenleiden darstellen. Diese Erkenntnisse sind belegt!

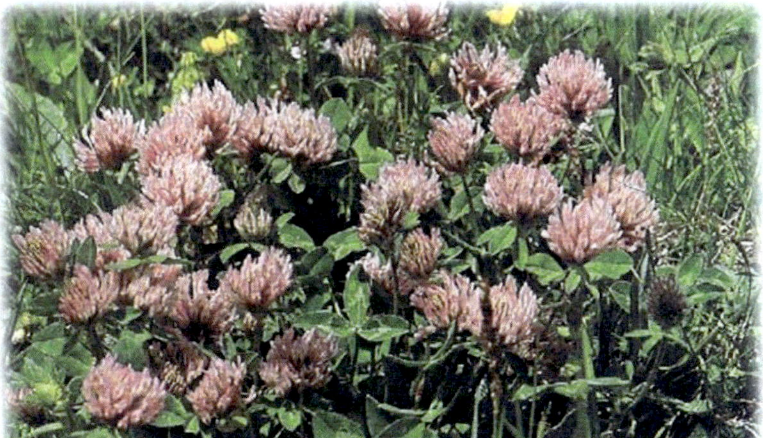

Er ist seit Jahrhunderten als Heilpflanze bekannt und hat eine

hormonartige Wirkung, die den amerikanischen Ureinwohnern lange bekannt war. Dioskurides verwendete Rotklee im 1. Jh n. Chr. als Heilmittel gegen Bronchitis, H. v. Bingen (11. Jh) gebrauchte ihn gegen den Grauen Star und in den Kräuterbüchern des 16. Jh wird er als Gerbstoffpflanze bei Durchfällen, Geschwüren, zur Wundheilung und gegen den „Weißfluss" der Frauen erwähnt.
In den 40er Jahren wurde bekannt, dass Kühe, die zu viel Klee zu fressen bekamen, nicht mehr trächtig wurden.

Er hat die Inhaltsstoffe:
Gerbstoffe, Glykoside, Mineralstoffe, Vitamine, Flavonoide, Cumarine, Salicylate, ätherische Öle, pflanzliche Hormone. Die Untersuchungen der letzten Jahre ergaben Isoflavone (Genistein und Daizein) – wie in Hülsenfrüchten auch vorhanden. Im Rotklee sind sie besonders leicht aufschließbar (Polysaccharidbindungen).

Damit wirkt der Rotklee entzündungshemmend und erweichend – äußerlich als Auflage bei Furunkeln und Geschwüren, Ekzemen und anderen chronischen Hauterkrankungen, außerdem nervenberuhigend, aufhellend, allgemein stärkend.

Er ist ein Phyto-Östrogen (pflanzliches Hormon) und hilft bei

- Wechseljahresbeschwerden (Hitzewallungen), Unlust, Reizbarkeit,
- fördert die Eireifung und den Eisprung,
- verbessert und nährt die dünner und trockener werdende Haut und Schleimhaut und wirkt so gegen Faltenbildung,
- wirkt sich auch positiv auf Osteoporose und auf
- das Gefäßsystem (Arteriosklerose) aus.

Anwendung:

- Als Tee aus frischen oder getrockneten Rotkleeblüten,
- als Tinktur (selbst angesetzt oder aus der Apotheke).
- als Fertigpräparat (Tagesbedarf 40 mg Isoflavon).
- Die Blüten sind essbar – auf den Salat streuen. Die Blättchen passen in Brotaufstriche, Suppen, etc.
- Als Salbe zur Stärkung und Straffung der Haut.

Vorsicht:
Solange eine östrogenartige Wirkung auf alle Körperteile nicht ausgeschlossen werden kann, darf Rotklee bei Östrogenrezeptor-positiven Tumoren nicht eingenommen werden. Das gilt auch für östrogenabhängig wachsende gutartige Geschwülste, wie Myome.

Eine weitere Frauenpflanze ist die Schafgarbe. Sie liebt trockene Böden an Wegrändern, auf Weiden, Bahnböschungen.

Schon den Germanen war die Heilkraft dieser Pflanze bekannt. Seit dem 15. Jahrhundert heißt die Pflanze Schafgarbe, weil die Schafe sie gerne fressen.
Seit dem 16. Jahrhundert gilt die Schafgarbe – wie auch bei Hildegard von Bingen –vorwiegend als Wundkraut und Blutstiller.

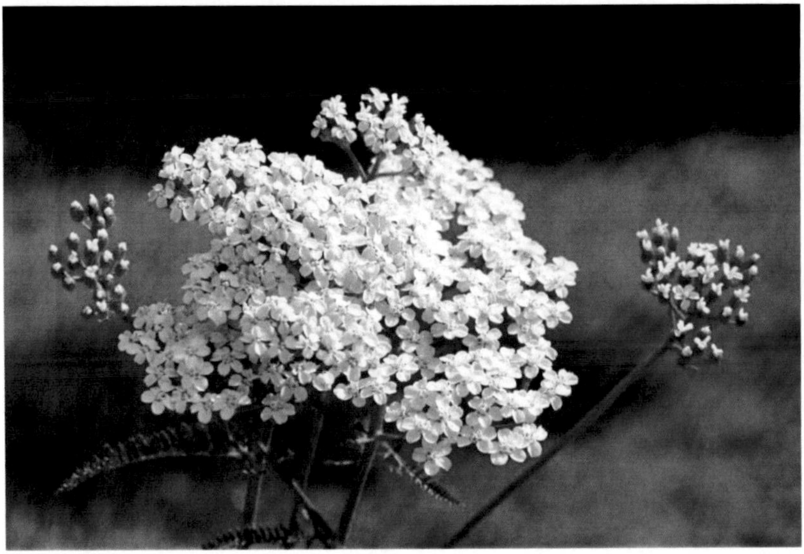

Heißt auch „Kraut des hl. Josef". Der hl. Josef hatte bei seiner Zimmermannsarbeit eine blutende Verletzung zugezogen und Jesus brachte seinem Pflegevater die Schafgarbe. Sie stillte das Blut und ließ die Wunde schnell heilen.
In Pestzeiten wurde die Pflanze in den Häusern aufgehängt, da man ihr nachsagt, dass ihr aromatischer Duft wirksam gegen die Pest sei – Pestilenzkraut im Niederbayrischen.

Von Schulkindern früher sehr geschätztes Mittel, um sich vorübergehend vom Unterricht zu entfernen: Schafgarbenblätter in die Nase gesteckt, erzeugen bald Nasenbluten, besonders, wenn man mit dem Finger auf die Nase schlägt.
Bevor der Hopfen bekannt wurde, diente die Schafgarbe als Bierwürze.
Als Färbepflanze gibt sie gelbe und moosgrüne Töne.

Inhaltsstoffe
Ätherisches Öl, Bitterstoffe, Gerbstoffe

Wirkungen
Stark entzündungshemmend! Stoffwechsel und Gallenfluss anregend, blutreinigend und -stillend, bei Magen-Darm-Entzündungen und Blasenleiden, Grippe, Erkältungen, Nervenschmerzen, Knochenmarksleiden, Blasenschwäche, Gelenkrheuma, Blutandrang und Stechen im Kopf, Übelkeit, Schwindel und allgemeine Müdigkeit.

So vielfältig wie die Wirkungen, so sind auch die *Anwendungen*:
Innerlich als Tee oder Presssaft.
Tee bei Beschwerden, die durch schlechte Produktion von Verdauungssäften hervorgerufen werden, z. B. Appetitlosigkeit, leichte krampfartige Beschwerden im Magen-Darm-Bereich, Magenstörungen.
Äußerlich als Tee oder alkoholische Zubereitung bei Entzündungen der Mundschleimhaut und bei Hautverletzungen, bei Geschwüren, Wunden, Quetschungen, Blutergüssen, Abschürfungen, rissigen Händen und Schuppenflechte.
Als Sitzbäder bei funktionell bedingten krampfartigen Schmerzen im kleinen Becken der Frau. Teespülungen bei Weißfluss, Mundfäule und Zahnweh.
Vollbäder lindern neuralgische Schmerzen und regen den

Kreislauf an.
Presssaft nimmt man bei Krampfadern, Venenentzündungen, Hämorrhoiden, Akne, Flechten und unterstützend bei Gicht und Rheuma.

Schafgarbe ist eine Frauenpflanze:
Tee aus dem frischen blühenden Kraut bei Neigung zu Blutungen, besonders bei unregelmäßigen und verlängerten Regelblutungen.

Die Schlüsselblume ist eine geschützte Pflanze, d. h. sie darf auf der Wiese nicht gepflückt werden. Aber im eigenen Garten wächst sie auch sehr gut, wo es feucht und halbschattig ist. Es gibt ca. 300 Primelarten – allein in den Alpen findet man 15 verschiedene, die auch rosa bis blau blühen und den Wirkstoff Anthocyan besitzen.

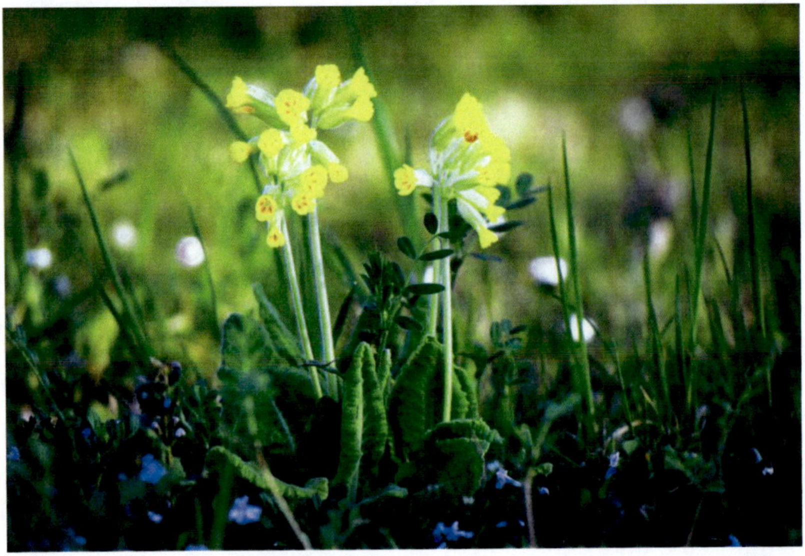

Eine schöne Überlieferung zu den Schlüsselblumen ist folgende:
Den Namen Himmelsschlüssel hat sie erhalten, weil Petrus die Schlüssel zum Himmel auf die Erde fielen und da wo sie hinfielen, wuchsen dann die Schlüsselblumen.

Die *Inhaltsstoffe* Saponine, Phenolglykoside, Ätherisches Öl, Flavone, Kieselsäure, Gerbstoffe, Campher, Vitamin C und Magnesium wirken schleimlösend (Saponine in der Wurzel sind gerade so viel enthalten, dass der Tee zum Abhusten anregt, ohne Brechreiz zu erzeugen), harn- und schweißtreibend, beruhigend, schlaffördernd, schmerzstillend, abführend, herzstärkend, erweichend, gemütserheiternd und erleichtert die Magnesiumaufnahme.

Anwendung als:
Tee aus Wurzeln und Blüten (1/2 TL Wurzeln mit ¼ l Wasser erhitzen, 5 Min. ziehen lassen. 2 TL frische oder getrocknete Blüten mit kochendem Wasser übergießen, 5 Min. ziehen lassen. Beide Tees mischen, 3 Tassen/Tag.
Reiner Wurzeltee regt die Schleimabsonderung älterer Menschen an, ohne den Kreislauf zu belasten.
Abkochung in Wein bei Schlaganfall und Gicht.
Tinktur aus Blüten, Blättern und Wurzeln bei Rheuma und Migräne.
Rohkost – wohlschmeckende und duftende Zutat für den Frühlingssalat,
in Marmeladen geben sie den besonderen Pfiff,
kandiert als Deko für Kuchen und Torten.

Wegerich, auch eine Allerweltspflanze, die wir überall auf den Wiesen finden, nämlich als Spitzwegerich. Der Breitwegerich wächst auf Wegen, wo der Boden verdichtet ist. Er ist eine Trittpflanze.

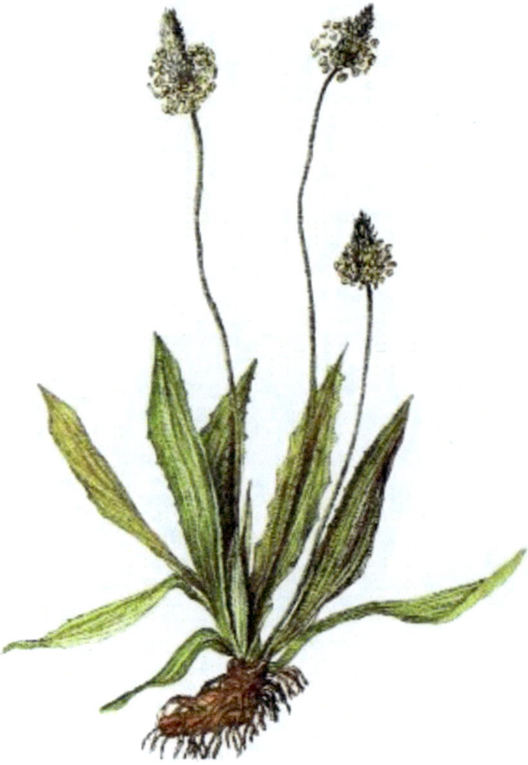

In Nordamerika war früher nur der mittlere Wegerich heimisch; als der Breitwegerich dort ankam, nannten ihn die Indianer „Fußstapfen des weißen Mannes", da die klebrigen Samen an den Stiefelsohlen und Wagenrädern haften blieben und so verteilt wurden.

Er hat eine lange Heil-Geschichte:
Die Assyrer verwendeten ihn gegen Schwellungen, in der Steinzeit galt der Spitzwegerich als Wundheilmittel und im Mittelalter wurde er zur Blutstillung, Wundreinigung, bei Entzündungen im Mund- und Rachenraum, Nasen- und Augenentzündungen verwendet.

Fest steht auch heute noch: Die Pflanze hat eine große antibiotische Kraft, die sogar mit Penicillin verglichen werden kann. Ein „Notverband" mit zerquetschten Spitzwegerichblättern ist manchmal der beste Verband (lt. Kräuterpfarrer Künzle), da der Wegerichsaft klaffende Wunden wie mit Fäden vernäht, dafür ist das Aucubin zuständig.

Außerdem hat er noch eine Reihe anderer nützlicher Schleim- und Gerbstoffe, Flavone, Mineralstoffe (Kieselsäure, Kalium, Zink, Eisen), Vitamine A, C und K.

Anwendungen:
Innerlich: bei allen Lungen- und Bronchialleiden (vor allem in der Kinderheilkunde).
Äußerlich: Entzündungen des Mund- und Rachenraums, bei Insektenstichen, kleineren Verletzungen, Sonnenbrand, müden Füßen, entzündlichen Veränderungen der Haut.

Zerriebene Blätter helfen schnell und unkompliziert bei juckenden Insektenstichen und nehmen auch die Schwellung. Das Allheilmittel ist schnell verfügbar, da der Spitzwegerich auf den Wiesen wächst. Sogar bei Bienen- oder Wespenstichen ist er hilfreich. Einfach das Blatt auf dem Stich zerreiben, dass die Zellstruktur zerstört wird und der heilkräftige Aucubin-Saft austreten kann.
Die Blätter können während der Blütezeit von Mai bis September geerntet werden. Sie enthalten Pflanzenschleime, die zum

Schimmeln neigen, deshalb nebeneinander zum Trocknen legen. Wenn sie braun werden, sind sie unbrauchbar. Das antibiotisch wirkende Aucubin reagiert sehr empfindlich auf feuchte Lagerung und färbt die Blätter braun.

Besser sind Frischpflanzenzubereitungen aus der Apotheke, z. B. Extrakt, Tinktur oder Sirup.

Wurmfarn, den wir überall im Wald finden ist schnell verfügbar und hat viele nützliche Wirkstoffe:
Aspidinol, Albaspidin, Filixsäure, Gerbstoffe, Stärke, Bitterstoffe, ätherisches Öl

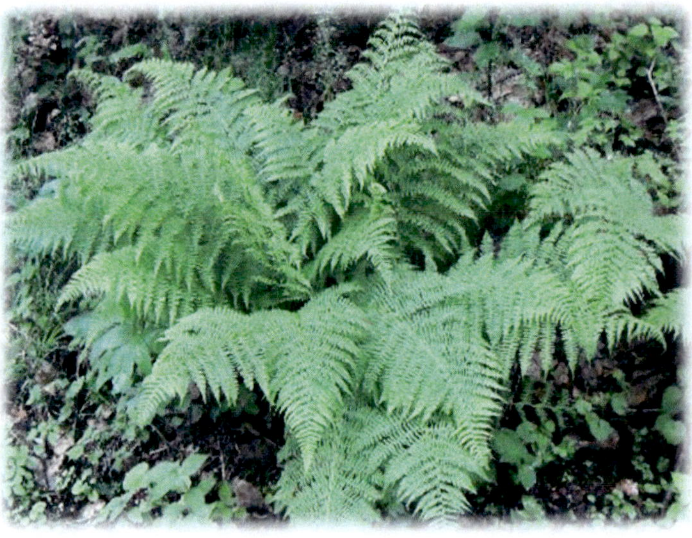

Er wurde in der Volksmedizin trotz seiner Giftigkeit als Mittel gegen Bandwürmer eingesetzt. Heute weiß die Wissenschaft, dass das enthaltene Filicin auf Band- und Spulwürmer lähmend wirkt.

Vorsicht: Darf auf keinen Fall innerlich angewendet werden – ist ein Lebergift!
Die Anwendungsmöglichkeiten beschränken sich auf die äußerliche Anwendung, wo er
krampflösend, schmerzstillend und entzündungshemmend wirkt und deshalb bei Gicht, Rheuma, Glieder- und Kreuzschmerzen, Venenentzündungen und Krampfadern eingesetzt wird in Form von Teil- oder Vollbädern, Umschlägen oder Kompressen.
In Kissen eingenähter frischer Farn, der über Nacht auf Rheumastellen gelegt wird, nimmt die Schmerzen.

Haushalt
Frisches Farnkraut auf Regalen verlängert die Haltbarkeit der darauf gelagerten Vorräte und hält Ungeziefer fern. Wanzen und Schaben vermeiden die Nähe von frischem Farnkraut. Es sollte deshalb immer wieder erneuert werden, wenn es trocken wird.

In Sibirien wird der Wurzelstock des Wurmfarns als Hopfenersatz beim Bierbrauen verwendet.

Natürlich gibt es noch ganz viele Heilpflanzen. Ich habe Ihnen hier diejenigen aufgeführt, die überall in deutschen Landen zu finden und gut zu erkennen sind und z. T. wirklich verblüffende Wirkungen haben. Es lohnt sich, mehr darüber zu wissen. Ich vermittle auf meinen Kräuterführungen auch nur ein begrenztes Repertoire, denn zu viele Pflanzen kann man/frau sich nicht merken, und wenn man kilometerweit fahren muss, um die Pflanzen zu finden, ist das auch nicht umweltschonend.

Sie vermissen jetzt sicherlich die Küchenkräuter und die mediterranen Kräuter. Auch hier möchte ich Ihnen nur einen Auszug der gebräuchlichsten geben.
Beide kann man sowohl als Küchenkräuter, als auch als Heilkräuter sehen. Denn auch die Küchenkräuter und die mediterranen Kräuter haben Heilwirkungen. In ihrer jeweiligen Heimat wachsen sie wild und wurden vom Menschen kultiviert. Eroberer oder die Mönche brachten sie einst über die Alpen zu uns.

Der Schnittlauch wurde auch Graslauch oder Schnittling genannt und ist in Europa, Australien und in Nordamerika zu Hause. Er zählt zur Familie der Lauchgewächse.

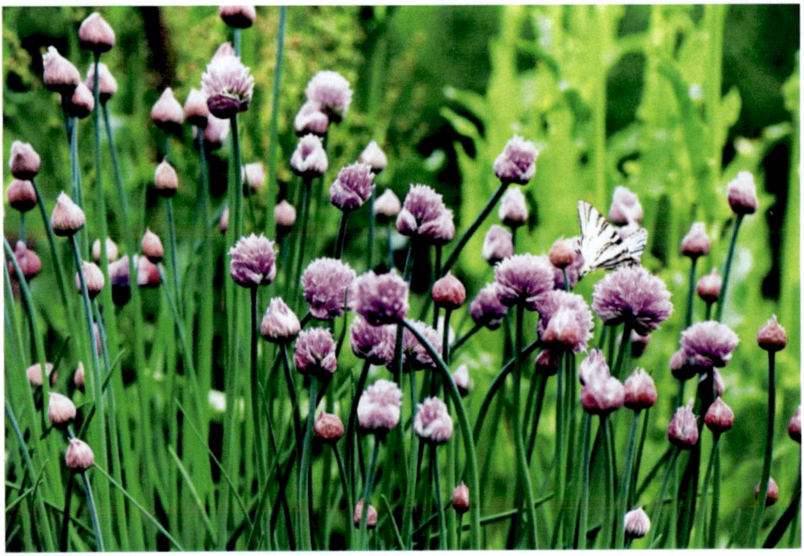

Einige Worte zu seinen Wuchsbedingungen und gärtnerischen Besonderheiten.
Er ist eine winterharte, mehrjährige, ca. 30 cm hohe Pflanze, die aus dünnen Röhren besteht. Ich empfehle, den Schnitt-

lauchstock im Herbst auszugraben und durchfrieren zu lassen. Im Frühjahr wieder einpflanzen und gießen. Dann treibt er kräftig aus.
Vermehrt wird er durch Säen oder Teilen. Regelmäßig abschneiden regt zu gutem Wachstum an. Nach der Blüte verliert er an Intensität und sollte deshalb bis kurz über dem Boden abgeschnitten werden. Wächst dann schnell wieder nach. Er liebt kalkreichen, humosen und feuchten Lehmboden an sonnigen bis halbschattigen Plätzen.
Schnittlauch in die Nähe von Apfelbäumen gepflanzt, soll Schorf verhindern und bei Rosen schwarze Flecken. In der Nähe von Möhren vertreibt er die Möhrenfliege.
Als Aufguss schützt er andere Gartenpflanzen vor Blattläusen und Mehltau. Dazu den Schnittlauch mit kochendem Wasser übergießen und ca. 10 – 15 Min. zugedeckt ziehen lassen.
Bei Tieren soll Schnittlauch der Räude vorbeugen.

Hätten Sie's gewusst?
Schmeckt und riecht lauchartig. Er sollte nicht mitgekocht werden. In feine Röllchen schneiden und über die fertigen Speisen streuen, dann entfaltet er sein ganzes Aroma. Passt am besten zu Fisch und Kartoffeln. Auch in Suppen, Salatsoßen, Eierspeisen, Quarkdips und Frischkäseaufstrich. Er ist eine wichtige Zutat für die Remouladensoße. Der erste Schnittlauch im Jahr, auf ein Butterbrot gestreut, das schmeckt! Die Blüten sind essbar und passen in Blattsalate. Schöne Deko, auch in Kräutersträußchen.

Wirkstoffe:
Reichlich Vitamin C und A, Mineralstoffe

Wirkung:
Appetitanregend, verdauungsfördernd, blutbildend und blutdrucksenkend.

Das Liebstöckl kommt eigentlich aus Vorderasien und aus Südeuropa.

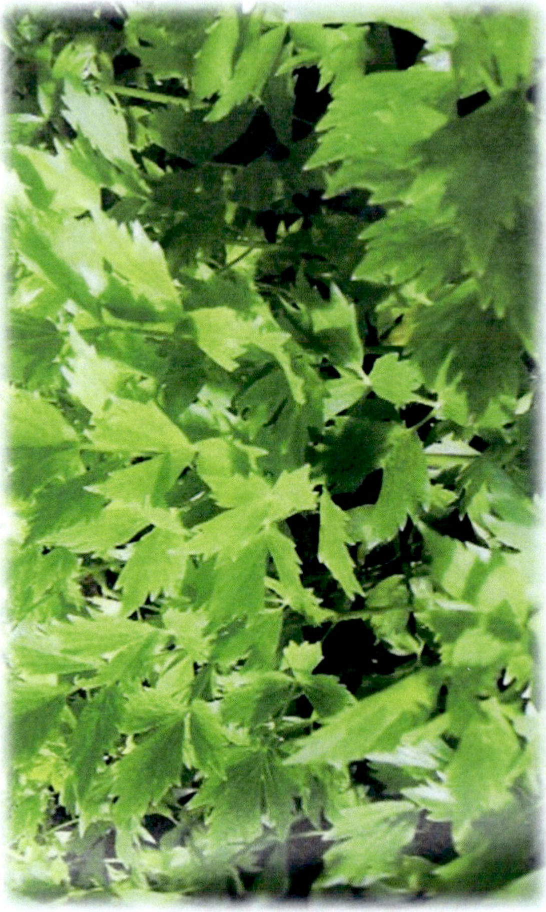

Es mag frische, humose Erde, die tiefgründig und nährstoffreich sein sollte. Liebstöckel wächst ab Februar unter Glas oder ab Mai im Freiland. Es ist mehrjährig, winterhart (zieht ein) und wird ca. 1,5 m hoch. Es genügt eine Pflanze pro Haushalt. Die leichtere Vermehrung erfolgt über die Stockteilung von

bereits ausgewachsenen Pflanzen im April oder im September/Oktober. Blüht von Juli bis August, verliert danach an Geschmack und stirbt langsam ab. Liebstöckl kann laufend geerntet werden, möglichst vor der Blüte.
Gedüngt werden sollte im Frühjahr oder nach einer kräftigen Ernte mit einer Handvoll organischem Dünger. Algenkalk hilft bei schlechtem Wachstum.

Liebstöckel kann man blind an seinem sellerieartigen Geruch erkennen, außerdem schmeckt es stark nach Suppenwürfel, deshalb auch der Name Maggikraut.
In kleinen Mengen passt er in Suppen und Soßen, Eintöpfe und in Gemüse- oder Fleischbrühen oder -konzentrate und sollte mitgekocht werden. Roh schmeckt er in Salatdressings, Quark- und Frischkäseaufstrichen und Kräuterbutter.
Er kann eingefroren oder in Essig oder Öl eingelegt werden, verliert aber dann an Geschmack. Die beste Lösung ist die Herstellung einer Paste, bestehend aus 100 g Liebstöckel-Blättern, 100 g Sonnenblumenöl und 1 EL Salz. Die Paste wird in kleine Schraubdeckelgläser eingefüllt, etwas Olivenöl als „Deckel“ darüber gegossen und hält sich bis zum nächsten Frühjahr.

Inhaltsstoffe
Ätherische Öle, Harz, Stärke und Säuren, Invertzucker, Harze, Fette, viel Eisen, Gerbstoffe

Wirkung
Harntreibend, verdauungsfördernd, antimikrobiell hormonsteigernd, auswurffördernd, magenstärkend, appetitanregend.
Als Bestandteil von Teemischungen ist es zur Durchspülung bei entzündlichen Erkrankungen der ableitenden Harnwege und zur Vorbeugung gegen Nierensteine nützlich. Der Tee aus Wurzeln und Blättern ist ein gutes Mittel gegen Bauch- und Kopfweh. Er stärkt die Unterleibsorgane und wirkt reinigend

auf Blase, Gebärmutter, Nieren, Milz, Leber und Magen.
– Tee und Tinktur nicht in der Schwangerschaft! –

Dill ist das Gurkenkraut!
Der Name kommt von dem angelsächsischen Wort „dilla“ – in den Schlaf wiegen. Die Samen haben tatsächlich eine schlaffördernde Wirkung.

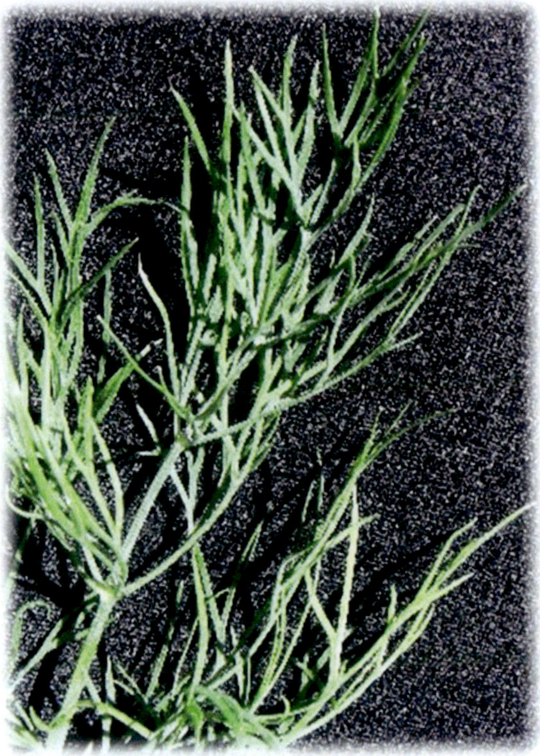

Es kommt aus Asien und wurde von den Indogermanen nach Europa gebracht.

Die einjährige Pflanze wird bis zu 1,20 m hoch. Er liebt Kalk und wächst auf humosen, durchlässigen, frischen Böden. Windgeschützt und an sonnigen Lagen gefällt es ihm am besten. Dill kann ab April bis Juli direkt ins Freiland flach ausgesät werden. Keimhemmung kann durch Einsprühen der Samen überwunden werden.
Er wächst gut als Mischkultur zwischen Möhren oder Gurken. Es kann laufend geerntet werden bis kurz vor der Blüte (Juli – August). Blüten kurz vor der Samenbildung ernten. Wenn die Blütenköpfe braun werden, können die Samen am frühen Morgen bei Tau gesammelt werden.
Die Dolden über einem Tuch kopfüber aufhängen. Wenn der Tau abtrocknet, fallen die Früchte nach und nach heraus und können für das nächste Jahr getrocknet werden.
Der Dill lockt viele nützliche Insekten an, die Blattläuse vertilgen. Nützlich als Begleitpflanze zu Kohl. Nicht neben Fenchel pflanzen – Kreuzungsgefahr. Stallmist oder Frost verträgt die empfindliche Pflanze nicht.

Wird gerne zum Würzen von Salaten, Quarkaufstrichen, Kräuteraufstrichen verwendet. Auch zu Gemüse, Eierspeisen, Lachs- und Fischgerichten passt er. Nicht mitkochen! Zum Einlegen von Gurken oder Mixed Pickles – auch die Dilldolden. Der Geschmack ist aromatisch erfrischend und leicht bitter.
Er wird am besten durch Einlegen in Essig oder Öl oder Einfrieren erhalten.
Dillsamen kauen hilft gegen Mundgeruch!

Wirkstoffe
Hoher Gehalt an ätherischen Ölen, Mineralsalze (Magnesium, Eisen, Kalzium), Gerbstoffe, Schleim, Protein, Vitamin C.

Wirkung

Magenstärkend und beruhigend (auch als Tee aus Dillsamen), schlaffördernd, krampflösend und milchvermehrend.

Das *ätherische Dillöl* ist ein gutes Mittel bei Bauch- und Magenschmerzen und Kopfschmerzen. Es wird dünn auf den betroffenen Stellen eingerieben. Es ist hellgelb und riecht aromatisch.

Borretsch

heißt auch Blaustern, Gurkenkraut, Herzfreund, Bienenfutter. Das keltische Wort für Borretsch bedeutet Mut.

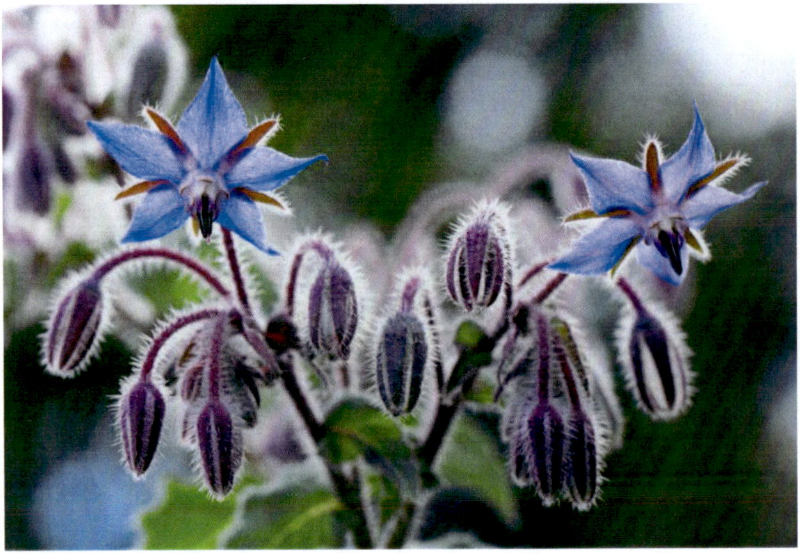

Er ist im Mittelmeerraum und in Asien zuhause.

Borretsch gedeiht auf nährstoffarmen Böden, auch wild auf Brachland, gerne auf gut gelüftetem, durchlässigem, feuchtem

Grund. Er ist einjährig, säht sich aber selbst aus, oft mehr als uns lieb ist. Braucht volle Sonne oder Halbschatten. Die Staude wird bis zu 1 m hoch bei günstigen Wuchsbedingungen, also den Platzbedarf von mind. 30 cm zwischen den Pflanzen bei der Aussaat bedenken. Borretsch braucht nicht vorgezogen zu werden, sondern wird gleich ins Freiland gesät. Ein Umpflanzen ist wegen der langen Pfahlwurzel oft nicht erfolgreich. Die ganze Pflanze ist dicht behaart und erscheint im Gegenlicht silbrig glänzend. Sie ist eine schöne Bienenpflanze. Neben Tomaten gepflanzt, hält er Würmer fern. Erdbeeren und Borretsch begünstigen sich gegenseitig im Wachstum.

Die haarigen Blätter riechen stark nach Gurke, deshalb sind die jungen Blätter sehr geeignet für (Gurken-)Salate und zum Einlegen von Gurken. Sie passen auch in Soßen und zu Fischgerichten und werden erst kurz vor dem Servieren dazugegeben. Ältere Blätter kann man als Geschmacksaufwertung zu Mangold oder Spinat geben, außerdem machen sie die Farbe der Gemüse intensiver.
Die leuchtend blauen Blüten, die von Juni – August erscheinen, sind essbar und wirken sehr dekorativ.

Wirkstoffe

Schleim, Stärke, Gerbstoffe, ätherisches Öl, Saponin, Kieselsäure, Vitamin C, Pyrrolizidinalkohole

Wirkungen

Harn- und schweißtreibend, entschlackend, nervenberuhigend, herzstärkend, kühlend, belebend, fiebersenkend.
Der Tee regt das Nervensystem an, macht das Gehirn frei und stärkt den Verstand. Wichtig für die Frühjahrskur durch die lösende und kühlende Wirkung (aber nur 3 Monate trinken, dann Pause).
Das fette *Borretschsamenöl* kann als Kapseln gekauft werden. Es enthält viel Gamma-Linolensäure und wird bei empfindli-

cher, reizbarer Haut angewandt. Gute Erfahrungen macht man auch bei Neurodermitis (äußerlich und innerlich).

Französischer Estragon wird auch Dragonkraut genannt.
Der lateinische Beiname „dracunculus“ bedeutet „kleiner Drache“. Man glaubte, das Kraut helfe gegen Schlangenbisse.

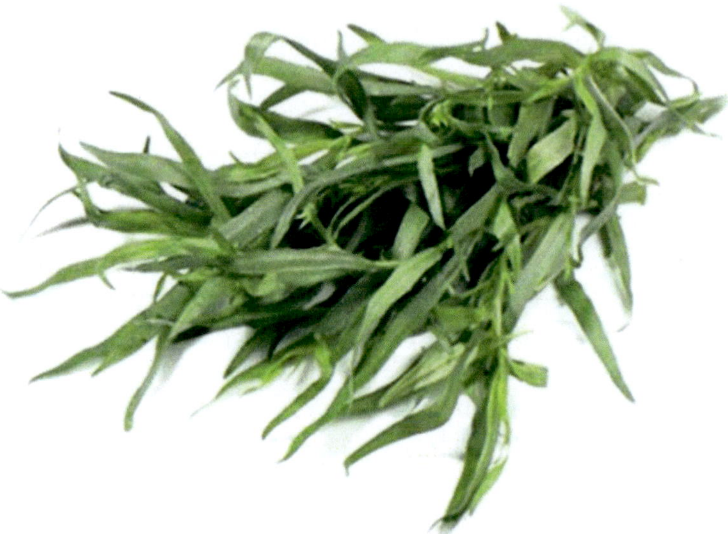

Zu Hause ist er in Zentralasien und in Europa.

Es gibt 2 Arten: Der französische Estragon und der russische Estragon (dracunculoides), der dünnere und blassere Blätter hat. Der französische hat das schönere und intensivere Aroma.
Liebt einen sonnigen Standort mit gut wasserdurchlässigem, neutralem Boden. Wird bis zu 1 m hoch. Die Blütenköpfe, die zu Sommerbeginn erscheinen, sollten zugunsten des Blattwachstums abgezupft werden. Drückt man auf die schmalen, glänzenden Blättchen, sondern sie an der Unterseite ein ätheri-

sches Öl ab. Nach 3 oder 4 Jahren den Stock teilen und umpflanzen, um das Aroma zu erhalten. In kalten Wintern schützen. Die Blätter werden leicht von Rost befallen.

In der feinen französischen Küche gerne benutzt, ist er eine wichtige Zutat zu den Fines herbes* und vielen Soßen. Eigentlich sind die Artemisien alle sehr bitter, der Estragon ist das einzige Kraut dieser Gattung, das nicht zu bitter ist zum Kochen.
Passt gut zu Huhn und Eierspeisen, Suppen, Füllungen und Fischsoßen. Auch in Kräuterbutter, Sauce béarnaise und Sahnesoßen gibt er eine tolle Note. Ideal zum Spargel! Fischgerichte, mal anders zubereitet mit Estragon. Mitkochen!

Estragonessig und Estragonöl sind Varianten zur Konservierung. Trocknen oder Einfrieren führt zu Würzkraftverlust.
Reibt man Fleisch damit ein, werden Fliegen abgehalten (günstig beim Grillen).

Wirkstoffe
Ätherisches Öl, Gerbstoffe, Flavonoide, Bitterstoffe, Säuren, Vitamin A und B3 (Niacin)und C, Kalium und Eisen, Jod.

Wirkung
Appetitanregend, verdauungsfördernd, gallefördernd, harntreibend, menstruationsfördernd.
Das Öl hilft bei Rheuma und Muskelkrämpfen.
Die Tinktur aus Estragonblättern hilft bei der Verdauung.

* Fines herbes sind eine klassische französische Kräutermischung, die ursprünglich aus Schnittlauch, Kerbel, Petersilie und Estragon besteht, mitunter kommen noch weitere Kräuter wie Bibernelle, Basilikum, Thymian und Rosmarin hinzu.

Kapuzinerkresse
auch liebevoll Fensterguckerl genannt. Die Blüten sind helmähnlich, die Blätter erinnern an Schilde.

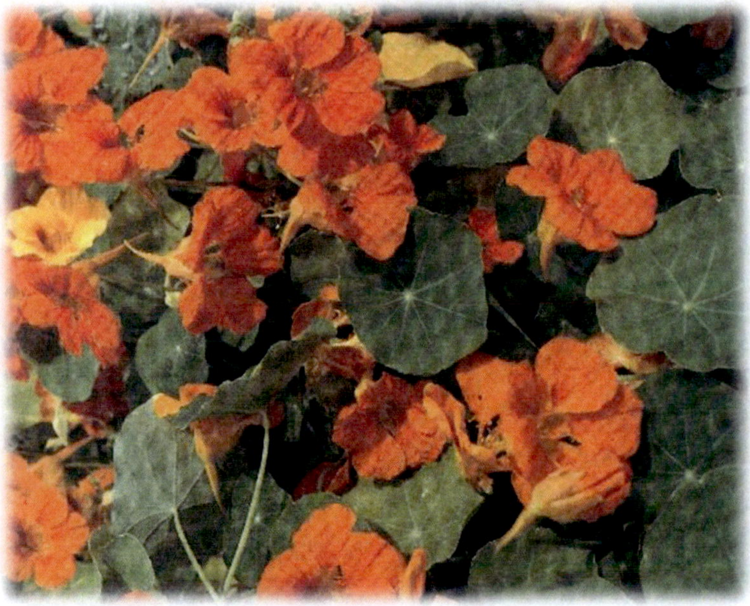

Sie kommt ursprünglich aus Peru.

Eine einjährige Pflanze, die sich durch Samen vermehrt. Es gibt kriechende und kletternde Sorten. Sie wird bis zu 3 m hoch und mag lockere, trockene Böden und einen windgeschützten, sonnigen Standort. Sie zieht Schwebfliegen an, die Blattläuse an den Nachbarpflanzen vernichten. Sehr effektiv unter Apfelbäumen! Verwendet wird die frische Pflanze.
Die Blüten sind essbar und eine tolle Dekoration für jeden Salat. Die Blätter haben einen etwas pfeffrigen Geschmack und sorgen für Würze. Kleingehackt in Weichkäse oder Eiergerichten und natürlich in Blattsalaten. Samen und Knospen in Essig

eingelegt, ergibt einen feinen Würzessig.

Wirkstoffe:
Natürliches Penicillin (Senfölglykoside), Schwefel, Benzylsenföl, Vitamin C, Säure, Enzyme, ätherisches Öl.

Wirkungen:
Wundheilend, appetitanregend, desinfizierend, entzündungshemmend, hautdurchblutend. Die Senfölglycoside wirken auch immer immunsystemstärkend.

In allen Pflanzenteilen befinden sich Wirkstoffe, die Senfölglycoside. Sie verhindern wie ein *Antibiotikum* die Vermehrung von Bakterien. Dieser *Penicillin-Ersatz mit Breitbandwirkung* hilft bei Infektionen der Atemwege, Nebenhöhlenentzündungen, Angina, Mandelentzündung, Bronchitis und Schnupfen.

Bei allen entzündlichen Erkrankungen der Niere und der Harnwege ist Kapuzinerkresse Heilnahrung. Eingenommen wird der Saft aus den Blättern, er wirkt desinfizierend.

Äußerlich:
Saft zur Wundbehandlung, wirkt auch gegen Haarausfall (Schwefel).
Voll- oder Teilbäder regulieren die Menstruation.

Ich stelle eine Tinktur aus den Blättern her, die für ein gesundes Immunsystem sorgt. Zusammen mit einer Tinktur aus Meerrettich ist sie doppelt wirksam.

Rucola (Zuchtform aus der Gartenrauke)
Auch Senfrauke, Salatrauke, Ölrauke genannt.

Er kommt aus dem südlichen Mitteleuropa und den Mittelmeerländern. In Ägypten, dem Sudan und Indien kennt man die Rauke schon seit vielen Jahrhunderten.

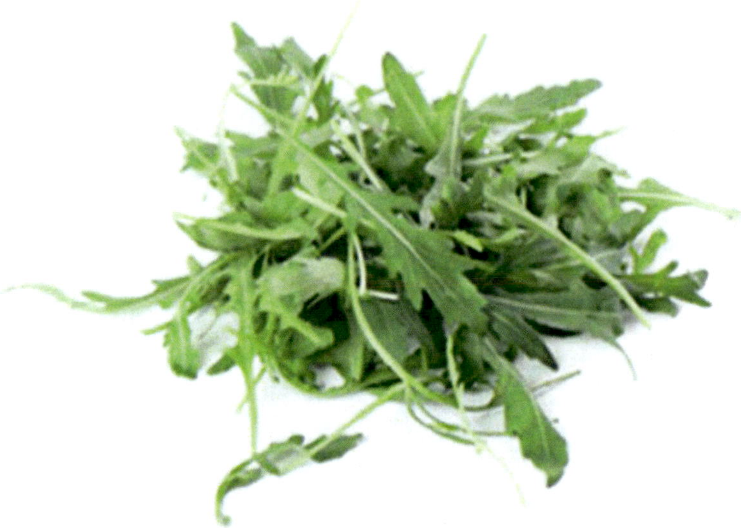

Er ist als Wildform kaum zu finden, wird vorwiegend im Garten angebaut. Es gibt noch die Wilde Rauke – zu erkennen an besonders schmalen, dunkelgrünen Blättern. Sie schmeckt intensiver, ist aber seltener zu bekommen. Rucola wird heute unter Glas angebaut und ist so das ganze Jahr frisch verfügbar. Ist das Trendkraut, das erst vor ca. 20 Jahren bei uns bekannt und beliebt geworden ist. Rucola ist in kälteren Lagen nur einjährig, manchmal treiben ältere Pflanzen im Frühjahr wieder neu aus. Er vermehrt sich durch Samen problemlos. Mag normalen Gartenboden und Halbschatten bis Sonne.

Das aromatische Blattgemüse hat sich längst einen festen Platz in den Feinschmeckerherzen erobert. Besonders aromatisch schmeckt das Kraut allerdings, wenn es im Sommer richtig Sonne tanken konnte. Dank der reichlich enthaltenen Senföle

überzeugt Rucola mit einem sehr intensiven, würzig-herben und leicht scharfen Geschmack.
Rucola welkt ziemlich rasch und sollte deshalb zeitnah zubereitet werden. Eingeschlagen in ein feuchtes Tuch hält er sich im Gemüsefach höchstens 1 – 2 Tage. Pasta, Pizza, Salat, Suppe, Gemüsegericht oder Gratin – Rucola passt fast immer. Vitaminreiche Drinks kann man daraus zaubern oder mit Quark oder Frischkäse kombinieren. Auch ein Pesto mit Rucola statt Basilikum ist ein Geschmackserlebnis!

Wirkstoffe:
Senfölglycoside, Vitamin A und C sowie Folsäure

Wirkungen:
Antirheumatisch, durchblutungsfördernd, verdauungsfördernd, stoffwechselanregend, immunsystemstärkend

Koriander
Griechisch Koriandron, weil der Geruch des frischen Krautes an Wanzen oder Koris erinnert.

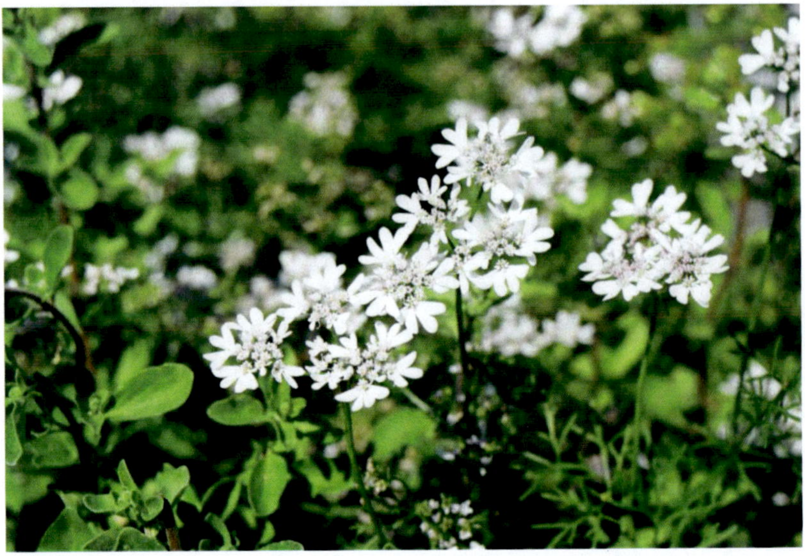

Der Koriander wächst in Ägypten, Asien und Israel.

Er liebt nährstoffreichen, wasserdurchlässigen, leicht kalkhaltigen Boden und einen windgeschützten, sonnigen Standort. Er wird im späten Frühjahr ausgesät, möglichst in Gruppen, da das Blattwerk sehr zart ist und sich gegenseitig stützt. Regelmäßig gießen. Vermehrung durch Samen. Fenchel und Koriander nicht nebeneinander pflanzen, da der Fenchel sonst weniger Samen bildet. Die Pflanze riecht eher unangenehm, die Samen sind hocharomatisch und werden fein gemahlen verwendet.

In China gehört er in die Küche wie bei uns die Petersilie. Er wird seit über 3.000 Jahren als Küchen- und Heilkraut angebaut. Die Römer rieben mit einer Gewürzmischung mit Kori-

ander ihr Fleisch ein, um es haltbar zu machen. Er hat tatsächlich eine konservierende Wirkung, was auch in China bekannt war.
Koriandersamen werden in Fleisch-, Kohl- und Hülsenfruchtgerichten verwendet. Außerdem gehört er in jedes Brot- und Lebkuchengewürz. Die Blätter können als besondere Note in Currygerichten und Eintöpfen mitgekocht werden. Salaten sollte er nur in kleinen Mengen beigefügt werden, da er sehr intensiv schmeckt. Wichtiges Einmachgewürz für Rote Bete. Er gibt Suppen, Fleischspeisen, Fisch, Chutneys, eingelegtem Gemüse und Likören eine besondere Note und ist Bestandteil von Curry.

Inhaltsstoffe
Ätherische Öle, fettes Öl, Gerbstoffe, Zucker, Eiweiß

Wirkung
Verdauungsfördernd, blähungstreibend, magenschonend, bei Menstruationsschmerzen, (früher bei Geburten), krampflösend auch für das gestillte Kind (die Wirkung geht in die Muttermilch über). Bestandteil von Kräuterlikören mit verdauungsfördernder Wirkung: Chartreuse und Bénédictine. Das Kauen der Samen hilft gegen Mundgeruch nach Knoblauchgenuss.
Die Samen und Blättchen sind keimtötend, vor allem bei Salmonellen. Sie wirken sogar doppelt so gut wie manche Antibiotika.
Teemischungen aus Koriander, Kümmel, Anis und Fenchelsamen wirken blähungswidrig.

Petersilie

Petersilie ist eine 2-jährige Pflanze mit einer langen Pfahlwurzel. Sie liebt tiefen, guten Boden und Sonne. Der Samen hat eine lange Keimzeit. Im ersten Jahr erscheinen nur die Blätter, im 2. Jahr die Blüte.

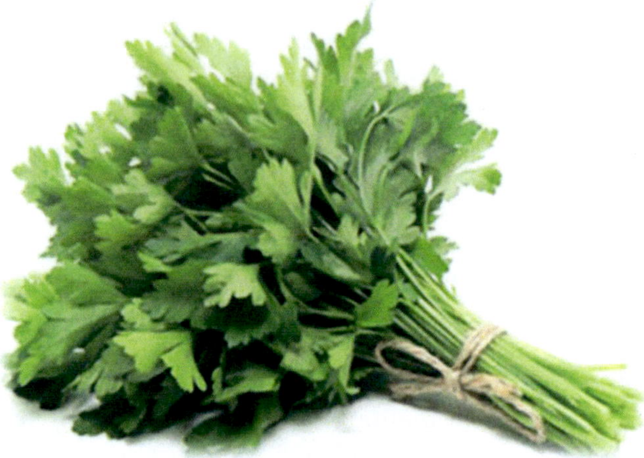

Sie ist eines der bekanntesten Küchenkräuter zum Würzen von Fleisch, Geflügel, Fisch, Soßen, Suppen, Gemüse und Eierspeisen. Verwendet werden können Wurzel, Samen und natürlich die Blätter. Die glatte Petersilie schmeckt intensiver als die krause. Nicht mitkochen, sondern auf das fertige Gericht streuen.

Wirkstoffe:
Apiol, ätherisches Öl, fettes Öl, Flavonoide, Nicotinsäureamid, Vitamin C
(100 g Petersilie enthalten ca. 100 mg Vitamin C)

Wirkung:
Wassertreibend, abtreibend, appetitanregend, krampflösend. Wurzel- oder Blättertee wirkt gut bei Wassersucht, Nierenbeschwerden und Blasenerkrankung. Eine Durchspülungstherapie mit Petersilientee ist bei Harnwegsinfektionen und Nierengrieß hilfreich. Mit dem Blätterbrei kann die Milchproduktion gestoppt werden. Den Blätterbrei auf die Brüste legen.

Bohnenkraut
Es ist eine reine Gartenpflanze, man findet es nicht in der Natur. Schon der Name sagt, dass es sich hier um ein Beikraut zu Hülsenfrüchten handelt. Wahrscheinlich gebrauchte man es ursprünglich zu den schwer verdaulichen Saubohnen. Als Pfefferkraut war der Hl. Hildegard bekannt. Mit den Römern reiste es nach Mittel- und Nordeuropa und von den ersten Siedlern wurde es schon im 16. Jh. nach Amerika gebracht. Dort wurde es als Aphrodisiakum verwendet.

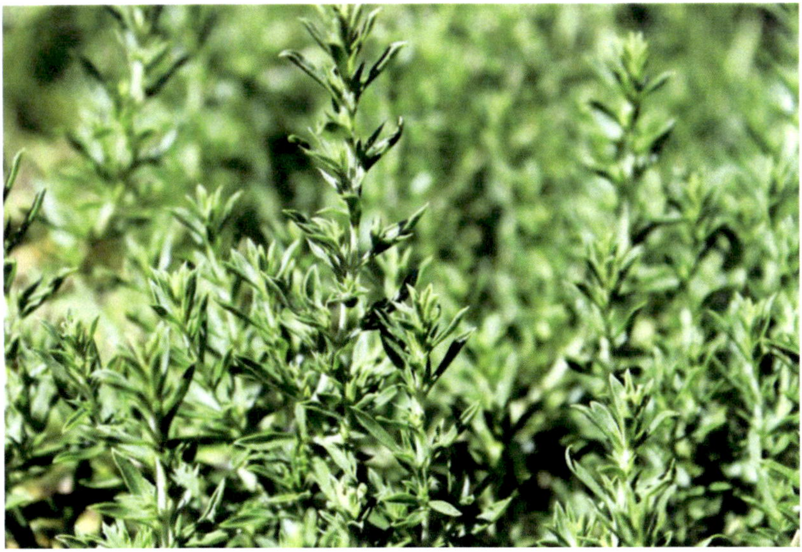

Inhaltsstoffe:
Ätherisches Öl, Gerbstoffe, Schleim, Carvacol, Thymol, Cymol

Es hat eine ganze Reihe von *Wirkungen*, nämlich magen-, verdauungs- und herzstärkend, gemütsaufheiternd, blähungstreibend und entzündungswidrig.

Bohnenkraut ist eine traditionelle Zugabe zu Bohnengemüse und -salaten und ein Würzkraut für Fleisch, Fisch, Suppen, Eintöpfen, grünen Salaten, Soßen und für Kräuteromeletts. Es gibt Käse einen besonderen Pfiff. Es sollte nicht gemeinsam mit Majoran oder Origanum verwendet werden, weil sich die Geschmacksnoten gegenseitig aufheben.

Stärkere Wirkung hat das *Bergbohnenkraut*, das unter den mediterranen Pflanzen aufgeführt ist.

Kommen wir noch zu den mediterranen Kräutern. Sie geben nicht nur mediterranen Speisen den typischen Geschmack, sie haben auch beeindruckende Heilkräfte.

Rosmarin
„Meertau“ wird er wohl deshalb genannt, da er ursprünglich nahe am Meer wuchs und seine Blüten aus der Ferne wie Tautropfen aussahen.

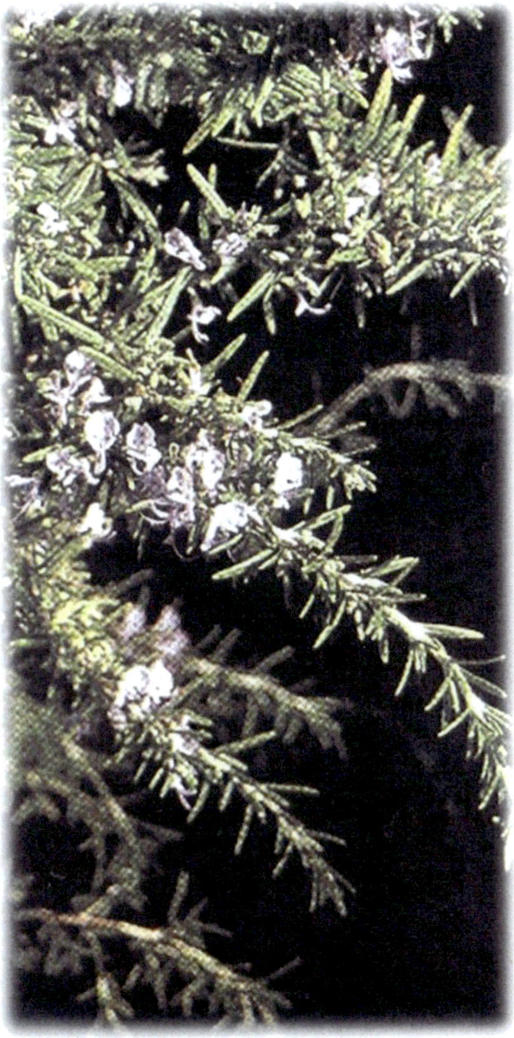

Er ist in allen küstennahen Ländern rund um das Mittelmeer zu Hause und wächst dort auch wild. Er verträgt aber keinen Frost und ist deshalb nur in den gemäßigten Zonen verbreitet. Es gibt jetzt aber auch Zuchtformen, die einige Kältegrade aushalten.

Überliefertes

Rosmarin war in *deutschen Landen* Bestandteil des Brautkranzes.

Griechenland: Die Studenten wickelten sich Rosmarin um den Kopf, um das Gedächtnis zu aktivieren.

17. Jahrhundert: Es wurden Rosmarinaufgüsse gegen Vergesslichkeit gemacht. Jüngere Untersuchungen ergaben, dass der Duft des ätherischen Öls tatsächlich das Gehirn stimuliert.

Inhaltsstoffe

Ätherisches Öl, Säuren, Bitterstoffe und Gerbstoffe in den Blättern, Flavonoide wie Nikotinsäure, Campher

Wirkung

Innerlich: Bei Verdauungsstörungen, Völlegefühl, Krämpfen, Blähungen und schwachem Kreislauf. Regt den Appetit und die Bildung von Magensäften und Gallensäuren an (nicht während der Schwangerschaft), ist verdauungsfördernd und krampflösend.

Äußerlich: Das ätherische Öl wird zum Einreiben bei Durchblutungsstörungen und Muskelschmerzen genutzt. Es wird häufig bei Muskelverhärtungen und Rheuma eingesetzt.

Rosmarin ist ein anregender Badezusatz und ein aromatisches Gewürz.

Oregano
Auch wilder Majoran genannt.
Der Name ist vom griechischen Ausdruck „oros“ = Gebirge und „ganos“– Freude, Schönheit abgeleitet.

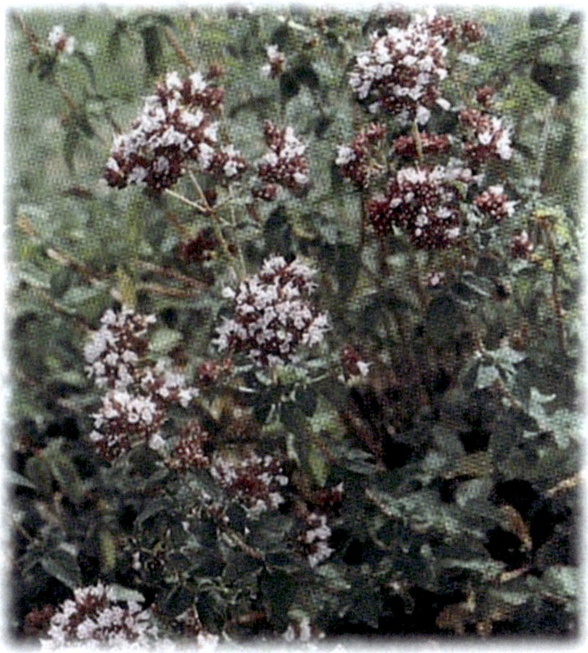

Er kommt aus den Mittelmeergebieten, mittlerweile ist er aber auch in zahlreichen anderen Ländern heimisch – unter anderen Bezeichnungen.
So wird z. B. Origano vulgare (Dost), der in Großbritannien wild wächst, wilder Majoran genannt – in den Mittelmeerländern dagegen bezeichnet man ihn als Oregano.
Origano majorana, der Majoran, ist eine kultivierte Form des Oregano und stammt ursprünglich aus dem östlichen Mittelmeergebiet. Er kam im 16. Jahrhundert nach Europa. Blüht weiß und rosa.

Überliefertes:

- Mit Schwefel vermischter Oregano vertreibt Ameisen, lt. dem Regensburger Domherr Konrad von Megenberg (um 1309 bis 1374).
- In der Zeit der Tudors wurden mit dem süßen Majoran (O. majorana) Gärten eingefasst.
- War früher das Sinnbild für Geborgenheit, wird auch in vielen Sagen als Abwehrmittel gegen Zauber und böse Geister erwähnt.
- Griechen und Römer verwendeten die Pflanze als Massageöl und nach dem Bad.
- In Ägypten war er Desinfektionsmittel und diente der Konservierung der Mumien.
- Die Römer verbreiteten das Kraut in Europa, wo es unter dem Namen Majoran bekannt wurde.
- O. majorana sollte im Mittelalter, in Sträußchen gebunden, Pest und Seuchen abwehren.
- Junge Paare, die ihre Verlobung bekanntgaben, wurden einst damit geschmückt. Außerdem wurde er gerne in Duftwässern, Pudern und für Dekoration gebraucht.

Das Gewürz in allen italienischen Rezepten. Auch in Tomaten- und Paprikasalat und auf der Pizza.

Inhaltsstoffe:
Ätherisches Öl mit den Wirkstoffen Thymol, Karvakrol und Karyophyllen. Sie haben keim- und pilzwachstumshemmende Eigenschaften; Bitter- und Gerbstoffe, Flavonoide.
Wirkungen:
Tee aus getrockneten blühenden Trieben.
Hat antiseptische (desinfizierende) Eigenschaften und wirkt adstringierend (zusammenziehend). Bei Blähungen, aber auch bei Bronchitis und Asthma, auch zum Gurgeln bei Halsweh (2

TL zerkleinertes Kraut mit einem ¼ l kochendem Wasser übergießen und 10 Min. ziehen lassen.)

Thymian
Er wird auch Bienenkraut, Gartenthymian und Wurstkraut genannt.

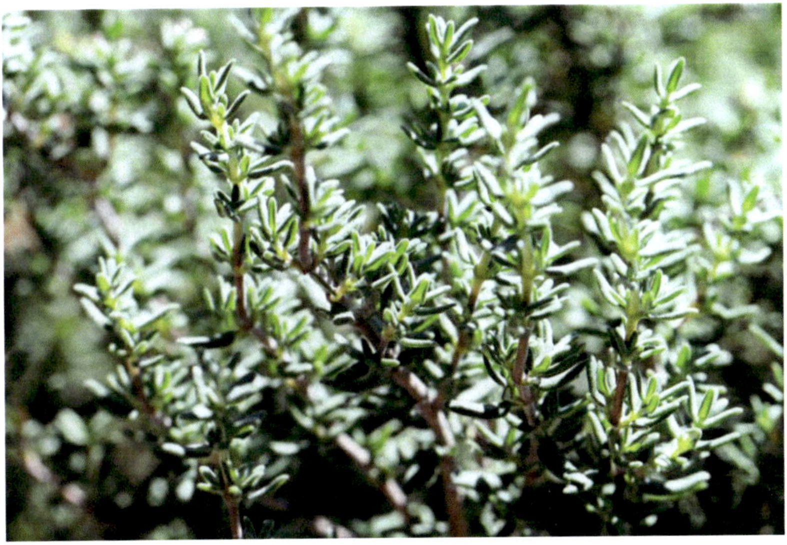

Brauchtum/Überliefertes:
Der Name stammt vom griechischen thymos „Mut“ ab.
In Griechenland wurde ein Thymiangetränk für *Tapferkeit im Kampf verabreicht.*
Der Thymian wird sowohl als *Badezusatz* verwendet, als auch als Weihrauch im Tempel verräuchert.
Die Ägypter verwendeten Thymianöl zum Einbalsamieren der Toten und
die Römer brachten ihn nach Europa.

Inhaltsstoffe:

Ätherisches Öl (Thymol), Gerbstoffe, Bitterstoffe, Flavonoide

Wirkungen:
Stärkend, krampflösend, entzündungshemmend, schleimlösend.

Das *ätherische Öl*_wirkt antibakteriell, antiinfektiös, antiviral, anti-parasitisch, immunmodulierend, sehr stark schmerzstillend, leicht spasmolytisch, stark antimykotisch.
Vorsicht bei der Anwendung von Thymian in der Schwangerschaft und bei schweren Leberschäden.

Bergbohnenkraut
Auch Pfefferkraut, Wurstkraut, Gartenquendel, Käsekraut genannt.
Es ist die frostharte und mehrjährige Version zum einjährigen Bohnenkraut.

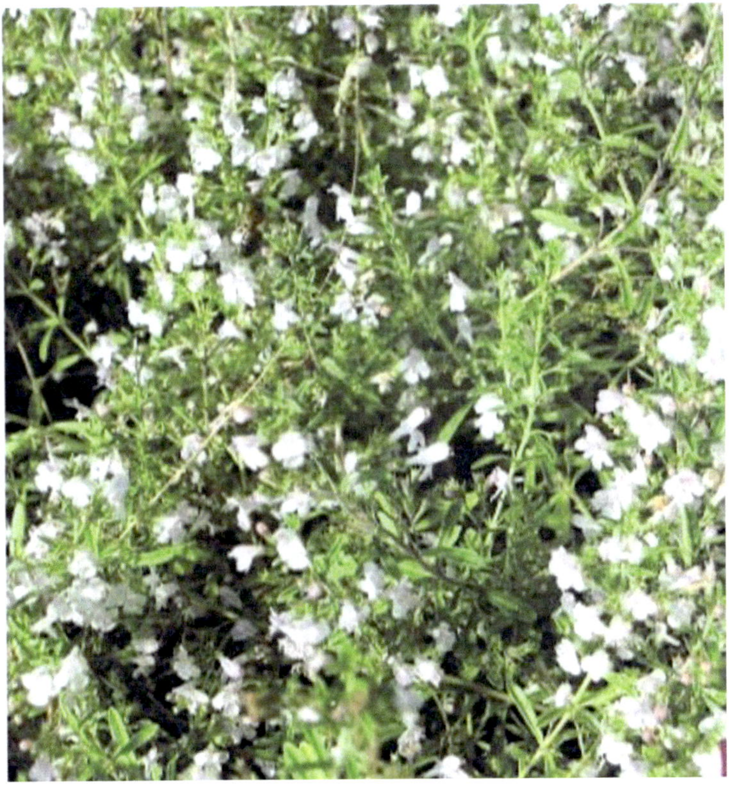

Es ist in Südeuropa und Nordafrika zu Hause.

Inhaltsstoffe:
Ätherisches Öl, Gerbstoffe, Schleim, Carvacol, Thymol, Cymol

Wirkungen
Magenstärkend, verdauungsstärkend, herzstärkend, blähungstreibend, entzündungswidrig, appetitanregend, krampfstillend und belebend. Hilft gegen Durchfall, Erbrechen und Koliken.

Anwendungen:
Tee bei Magenkrämpfen, Koliken, Erbrechen, Erkältungssymptomen
2 TL Bohnenkraut (getrocknet oder frisch) werden mit 1 Tasse kochendem Wasser übergossen und etwa 10 – 15 Min ziehen gelassen. 2 Tassen pro Tag reichen!
Tonikum – wirkt aufbauend nach schwächendem Fieber:
1 Handvoll frisches Bohnenkraut in eine Flasche füllen, mit 0,75 l gutem Rotwein aufgießen und 10 Tage an einem kühlen Ort verschlossen stehen lassen. Abfiltern und gläschenweise genießen.
Inhalation mit Bohnenkrautdämpfen – beruhigend bei Asthmaanfällen, entkrampfend und aufheiternd: 1 Handvoll frisches oder ½ Handvoll getrocknetes Bohnenkraut in 2 l Wasser aufkochen lassen, das Gesicht über den dampfenden Topf halten, dabei den Kopf mit einem Tuch abdecken. Normalisiert auch fette Haut!
Salzersatz: Wer Salz sparen will, kann die getrockneten Blätter zu Pulver mahlen und als Salzersatz verwenden.

In der Küche hat es die gleiche Verwendung wie das einjährige Bohnenkraut. Es hilft, fettes Fleisch und Fisch zu verdauen. Wichtigster Bestandteil der Salami. Gibt Käse ein feines Aroma. Würziger Kräuteressig.

Salbei
Es gibt über 700 Salbeiarten. Einige davon sind ausschließlich dekorative Gartenpflanzen.

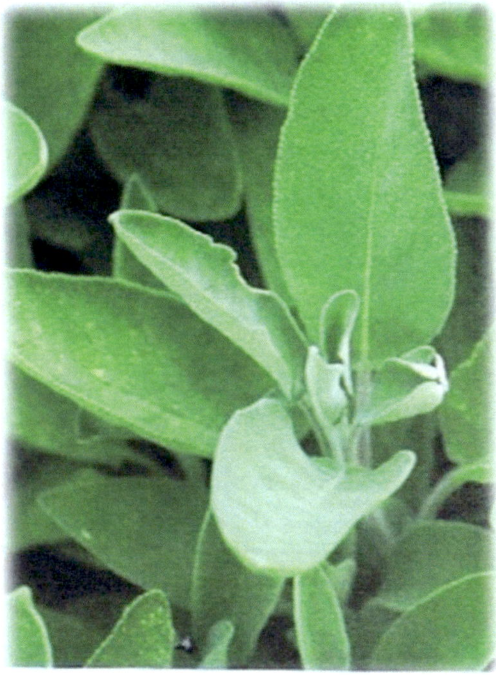

Überliefertes
Das Wort Salbei stammt aus dem lateinischen „salvare = heilen. „salvere“ für gesund sein/sich wohlfühlen.
Maria segnete den Salbei: „Ich gebe dir die Kraft, die Menschen zu heilen vor jeder Krankheit, errette sie vor dem Tode, wie du es auch mir getan hast.“
Den Römern war der Salbei heilig, sie achteten ihn als eines der großen Heilkräuter.

Er ist ein bevorzugtes Kraut der *italienischen Küche.*_Die fri-

schen Blätter passen zu Salaten, Quark, Kräuterbutter. Getrocknete und frische Blätter nimmt man für Wild, Geflügel, Leber, Fisch, Kaninchen-, Schweine- und Hackbraten. In Fett gebraten werden die Blätter knusprig und haben ein besonders feines Aroma.
Auch zu Getränken eignet sich der Salbei, z. B. der *Salbeiwein* – die Franzosen nehmen ihn als Apéritiv zu sich. Dieses traditionelle Rezept aus der Provence hat einen köstlichen Rosé als Grundlage. (1 Flasche Rosé, ½ Tasse Weißwein, 3 kleine Zweige frischer Salbei, 2 EL klarer Honig).

Inhaltsstoffe
Ätherisches Öl, Gerbstoffe, Bitterstoffe, Säuren, Saponine, Glykoside und bakterizide Stoffe, auch Eiweiß und Stärke.

Wirkungen
Krampflösend, magenstärkend, menstruationsregulierend, schweißhemmend, blähungswidrig, wundheilend, entzündungshemmend, auswurffördernd, galleanregend, milchsekretionshemmend, durchfallhemmend.

Dost (Wilder Majoran)
Er kommt in den Mittelmeerländern und in Südeuropa an Südhängen, Böschungen, sonnigen Wiesen, vorwiegend auf Kalk- und Kiesböden vor.

Überliefertes
In der griechischen Antike wurde Dost als Mittel gegen Rauschgiftwirkungen und Krämpfe und als Breipackung für tiefe Wunden eingesetzt.
Wurde im Mittelalter als Duftkraut zwischen das Bettstroh gemengt oder auch der Bodenstreu beigemischt.
Dem Neugeborenen wird Dost in die Wiege gelegt – Legende über Maria: Sie soll dem Jesuskind ein Lager aus Dost bereitet haben.
Zieht nützliche Insekten an und ist eine beliebte Bienenweide.

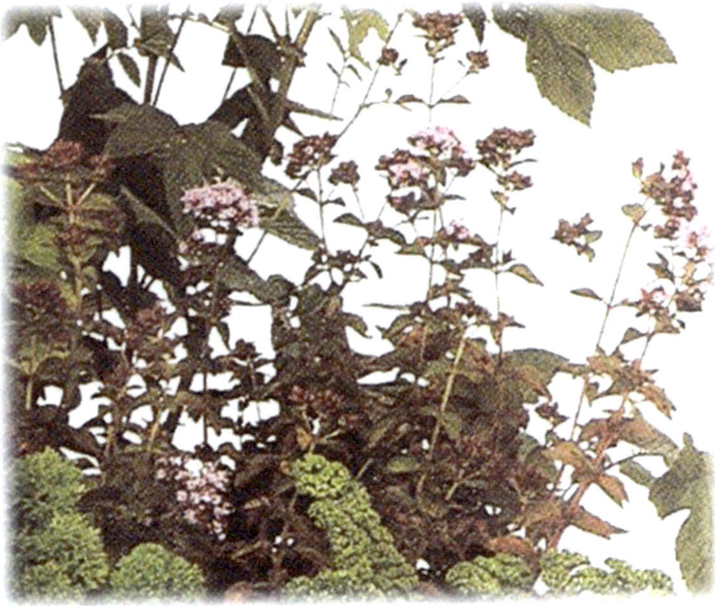

Inhaltsstoffe
Ätherisches Öl mit hohem Thymolgehalt, Gerbstoffe (Tannine), Harz und Bitterstoffe.

Wirkungen
Krampflösend, adstringierend, schleimlösend, beruhigend und entblähend, stoffwechselanregend, entwässernd, antiseptisch, appetitanregend

Verwendung
Tee (1 EL Dost mit ¼ l kochendem Wasser übergießen und 10 Min. ziehen lassen. 3 Tassen tgl.) aus dem frischen oder getrockneten Kraut bei Blähungen, Durchfall, Koliken, Menstruationsbeschwerden oder -krämpfen.
Badezusatz (100 g Dost in 1 l Wasser aufkochen und dem Badewasser zusetzen.) Bei Schlafstörungen, Verstauchungen, Verrenkungen, Prellungen, bei Rheuma und schmerzenden Muskeln, chron. Husten, Keuchhusten, Bronchitis.
Kräuterölbalsam mit den ätherischen Ölen Oregano und Lavendel zusammen, wirkt es gut zur Massage steifer Gliedmaßen.
Heiße Kompressen (getränkt mit einem starken Aufguss) wirken reinigend und abschwellend bei Schnitten, Wunden und steifen Muskeln.
Kräuterkissen mit getrocknetem Dost für guten Schlaf.
Das Kraut morgens roh gegessen fördert die Milchbildung und bringt ein frohes Gemüt.

Verwendet werden Blätter und Blüten in zahlreichen südlichen Gerichten (mitkochen) und auch in Kartoffelgerichten. Schmeckt auch gut im Hackfleisch oder im Kartoffelsalat. Haltbarmachen durch Trocknen der Blüten und Blätter.

Basilikum

Ist eine Gartenpflanze und in der Natur nicht zu finden. Es muss ausgesät werden in nährstoffreichen Boden und liebt Sonne. Es gedeiht sehr gut in der Nähe von Tomaten.

Es ist ein Lichtkeimer, d. h. der Samen wird auf den Boden gesät und nicht eingearbeitet.

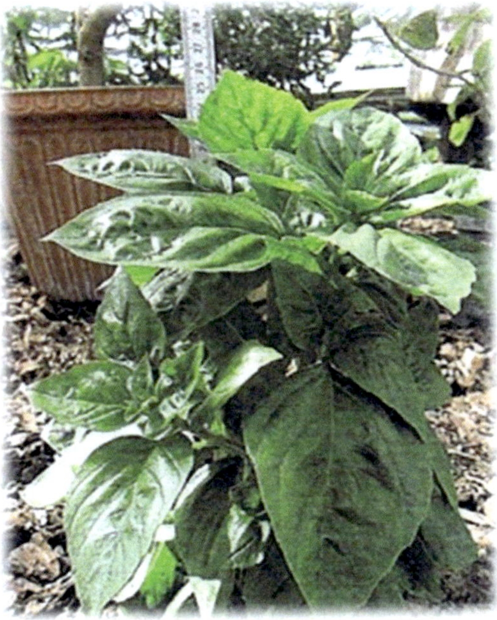

Inhaltsstoffe:

Ätherisches Öl, viel Kalzium, Saponine, Gerbstoffe, Flavonoide, Kampfer

Wirkung:

Krampflösend und keimtötend bei Magen-Darm-Beschwerden und Harnwegsinfektionen,

Appetit- und Verdauung anregend, heilt entzündete Schleimhäute, bei Nervenschwäche durch geistige Überanstrengung, nervöser Unruhe, Angstzuständen, Schlafstörungen, Kopfschmerzen/Migräne, Atemwegserkrankungen, Schwindelanfällen.

Verwendung
Tee: 3 Tassen Basilikumtee/Tag über 6 Wochen getrunken hilft gegen Übelkeit, Blähungen und Schwindelgefühle. Positiv für Denkvermögen und Konzentration.
Das Kauen der Blätter hilft gegen Nervosität.

Äußerliche Anwendung
bei schlecht heilenden Wunden und Pilzinfektionen.
Als Badezusatz sehr anregend und belebend.

Ein Klassiker mit Tomaten in allen Variationen, ob roh oder gekocht, als Schaum über der Suppe oder in Cocktail-Drinks, z. B. Basilikum-Flip aus 1 l Buttermilch, ½ l Orangensaft (gut gekühlt),
1 große Handvoll Basilikum oder Zitronenbasilikum, 1 Schuss Zitronensaft. Zitronensaft, etwas Orangensaft und Basilikum pürieren. Buttermilch und O'saft nach Geschmack dazugeben, gut durchmixen und gleich servieren.
Außergewöhnlich aber superlecker: Kombination mit etwas Schokoladigem, z. B. Vanilleeis, Schokosoße und darüber etwas Basilikum.
Übrigens: Basilikum nie mitkochen! Nur darüber streuen.

Da das Basilikum seinen Geschmack verliert beim Trocknen oder Einfrieren, stelle ich eine Paste her aus 100 g Blättern, 100 g Olivenöl und 1 EL Salz. Ich fülle die Paste in kleine Gläschen ab und gieße Olivenöl darüber, damit die Paste nicht schimmelt. Das ist dann auch die Grundsubstanz fürs Pesto.
Diese Kräuter stelle ich Ihnen gerne in meinen Kräuterworkshops und Kräuterführungen im Lindenhof in Rettenbach vor.

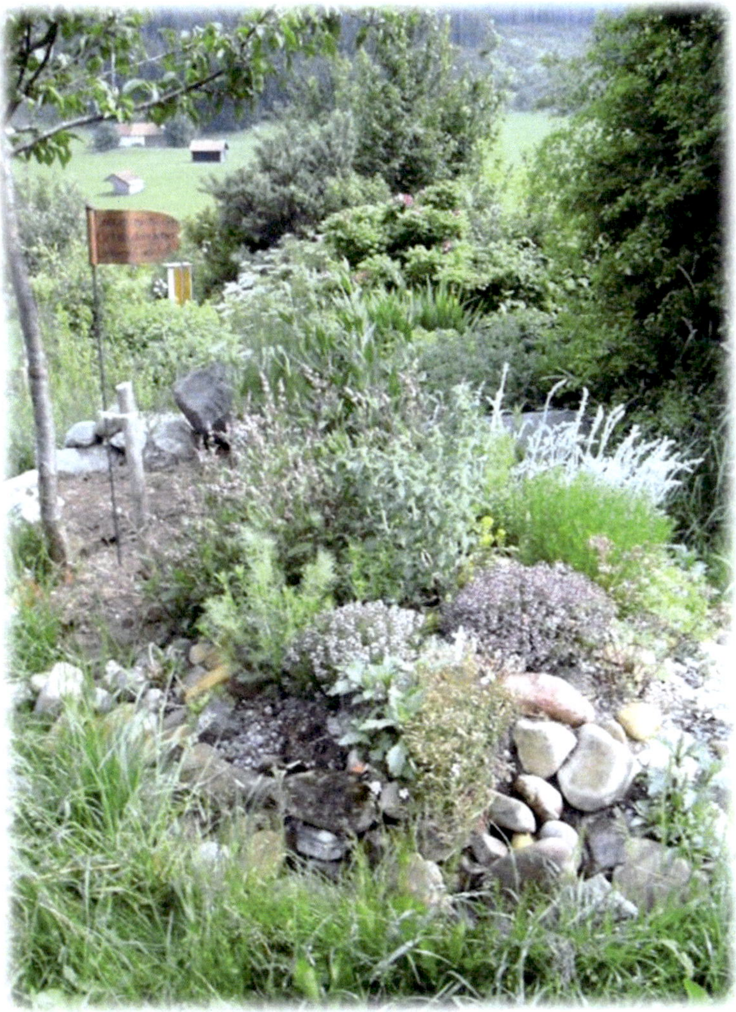

Ich versuche mir oft, den Garten Eden, das Paradies, vorzustellen und wünschte, ich könnte ihn mit allen Sinnen erleben.

Es gibt einen wunderbaren Spruch vom hl. Bernhard von Clairvaux (Dieser war ein mittelalterlicher Abt, Kreuzzugsprediger und Mystiker. Er war einer der bedeutendsten Mönche des Zisterzienserordens, für dessen Ausbreitung über ganz Europa er verantwortlich war.)

„Den Garten des Paradieses betritt man nicht mit den Füßen,
sondern mit dem Herzen."

Ich wünsche es Ihnen und mir, dass wir künftig Gottes unvergleichliche Schöpfung, den Vorgeschmack zum Paradies, mit den Augen des Herzens sehen, riechen und schmecken können. Noch besser als bisher!

An dieser Stelle möchte ich noch ein paar Worte zum Garten sagen, denn der Garten ist für mich ein Lebenselixier. Im Garten kann ich während der Gartenarbeit über Gott nachdenken, auch über die Menschen, ich kann beten und ich kann danken. Das Danken quillt im Garten aus mir heraus, wie eine sprudelnde Quelle. Ich habe vor Augen und in den Händen, was Gott mir schenkt. Und das ist genug, um zu danken.

Ich habe meinen Garten leider aufgegeben, weil ich mich nach einigen Unfällen nicht mehr in der Lage fühlte, Gartenarbeit zu machen. Ich habe mich erholt und meine alte Form wieder erreicht. Aber der Garten ist weg und ich bereue es zutiefst. Man weiß immer erst, wenn man es nicht mehr hat, was es wert war. Eine kleine Wohnung oder ein Häuschen mit einem Garten vor der Haustüre, das wäre mein Traum. Nicht groß, gerade so, dass ich es bewältigen kann.

Gottes Garten, Ursprung von Essen und Trinken, Heilung, Erholung, Atemholen, Freude

Gott hat uns und vor allen Dingen unser Herz immer wieder mit einem Garten verglichen,
und Jesus sah unsere Leben oft in Verbindung mit der Natur, der Schöpfung und sprach davon in seinen Gleichnissen.

1. Mose 2.8
Gott der Herr pflanzte einen Garten in Eden gegen Osten hin und setzte den Menschen hinein.

Und nicht nur das – der Mensch sollte ihn auch hegen und pflegen! 1. Mose 2.15
Gott, der Herr, brachte den Menschen in den Garten Eden. Er sollte ihn bebauen und bewahren (hegen und pflegen).

Der Garten wird in vielen Religionen als ein „Stück Himmel auf Erden" betrachtet. Ein Garten kann dem Menschen etwas von seiner Urerfahrung schenken: Zufriedenheit und Geborgenheit, Ruhe und Segen. So kann Menschwerdung gelingen.
Die Grundvorstellung des biblischen Ur-Gartens kommt von Eden (also vom Osten).

Gott schafft die *Grundlagen des Lebens* für Pflanzen, Tiere und Menschen – einen Garten. Es ist alles, was zum Leben benötigt wird. Nun kann es gedeihen. Das ist wie ein Sinnbild für unser Leben: Die Rahmenbedingungen sind da.

Ich denke, das soll nicht heißen, dass Gott von jedem von uns verlangt, dass er im Garten arbeitet. Ich denke, das soll uns darauf aufmerksam machen, dass seine Schöpfung und das, was drin wächst und gedeiht, zum Leben gebraucht wird und entsprechend geachtet wird.

Lebensmittel – Mittel zum Leben – Gott schafft die Rahmenbedingungen dafür und bestätigt und sichert sie uns auch zu:
1. Mose 8.22
Solange die Erde besteht, sollen nicht aufhören Aussaat und Ernte, Kälte und Hitze, Sommer und Winter, Tag und Nacht.

1. Mose 1, 29: Und Gott sprach: Sehet da, ich habe euch gegeben alle Pflanzen, die Samen bringen, auf der ganzen Erde, und alle Bäume mit Früchten, die Samen bringen, zu eurer Speise.

Bei Jesus sind die Worte
Garten
Frucht
Ernte
oft im übertragenen Sinn zu sehen oder als Beispiel für Verheißungen oder Anordnungen:
Mk 4,20
Diese aber sind's, bei denen auf gutes Land gesät ist: Die hören das Wort und nehmen's an und bringen Frucht, einige dreißigfach und einige sechzigfach und einige hundertfach.

Jes. 58.11
Dann wird dich der Herr beständig leiten und dir selbst in Dürrezeiten innere Zufriedenheit bewahren. Er wird deinen Körper erfrischen, sodass du einem soeben bewässerten Garten gleichst und bist wie eine nie versiegende Quelle.

Ps. 72.16
Im Land soll es reiche Ernten geben bis hoch hinauf in die Berge. Die Obstbäume sollen blühen wie im Libanon, sie sol-

len sprießen wie Gras auf der Wiese.
Wie schön wäre es, wenn unser Leben und unser Herz so verlässlich wären und reiche Frucht bringen würden.

Es gibt ein altes afrikanisches Sprichwort:

„Wo Gott dich hin gesät hat, da sollst du blühen."

Noch einmal – wie vorher schon erwähnt:
Gott schafft mit dem Garten die Rahmenbedingungen und bestätigt und sichert uns Aussaat und Ernte und die Pflanzen zu unserer Versorgung zu: Lebensmittel – Mittel zum Leben –

Jesus geht noch weiter, er sieht uns selbst als Garten, der zu Gottes Lob und seiner Verherrlichung wachsen und blühen soll.

Unsere Worte und Werke sollen dazu beitragen, dass die marode Schöpfung und die kranke Welt heil werden kann. Das kann nur durch Gottes Geist geschehen, der unser Leben fruchtbar werden lässt und der uns die Weisheit schenkt, wie wir Gottes Schöpfung erhalten können.

Das kann im Kleinen geschehen, indem wir

sorgsam mit seinen Gaben aus dem Garten und vom Acker umgehen,
sparsam mit den Ressourcen Energie und Wasser sind (das haben jetzt endlich auch unsere Regierungen begriffen),
die multimedialen Errungenschaften klug und überlegt einsetzen.

Im weiterführenden Sinn heißt das auch,

sich um den *Naturschutz* zu kümmern,

den Erhalt unserer Pflanzen- und Tierwelt im Auge zu haben,
beim Einkauf auf natürliche Lebensmittel zu achten,
den Hausbau und das Material dazu so umweltverträglich wie möglich zu gestalten,

kurzum Gottes Schöpfung achten und bewahren!

Zum Thema Ackerbau gibt es ein schönes Gleichnis von Jesus, es steht in Markus 4.8:

Und indem er säte, fiel einiges (Samen) auf den Weg; da kamen die Vögel und fraßen's auf.
Einiges fiel auf felsigen Boden, wo es nicht viel Erde hatte, und ging bald auf, weil es keine tiefe Erde hatte.
Als aber die Sonne aufging, verwelkte es, und weil es keine Wurzel hatte, verdorrte es.
Einiges fiel unter die Dornen; und die Dornen wuchsen empor und erstickten es.
Einiges fiel auf gutes Land und trug Frucht, einiges hundertfach, einiges sechzigfach, einiges dreißigfach.
Es beschreibt, wie wichtig es ist, klug mit dem anvertrauten Saatgut umzugehen, damit es Frucht tragen kann.

Dazu fällt mir der Vorstoß der Politik ein, angestiftet von den großen Samenproduzenten, allen Anbietern, die selbst Samengewinnung und -vermehrung betreiben, den Verkauf zu verbieten.
Es sollte nur noch 4 große Anbieter für Hybrid-Samen geben, die nicht weitergezüchtet werden können. Folgen:

Es geht die Vielfalt unserer Nutz- und Schmuckpflanzen verloren.
In der Folge auch die Artenvielfalt der Tier- und Insektenwelt.
Es wird durch die Hintertür die Gentechnik eingeführt.

Die alten robusten Sorten werden ausgerottet,
es müssen jedes Jahr neue Samen gekauft werden.

Das Gleichnis beschreibt aber auch, wie unterschiedlich gut unser Herz darauf vorbereitet ist, Gottes Wort aufzunehmen und es umzusetzen:
Wo Gottes Wort auf einen schlechten Boden fällt, kann es nicht aufgehen und Frucht tragen.

Bitten wir Gott, unseren Gärtner und Landschaftsarchitekten, unseren Herzensgarten zu pflegen, guten Boden vorzubereiten, uns zu befähigen, das Unkraut zu erkennen und auszureißen (die Dornen und Disteln), ihn klug zu bewässern und die Saat vor Zerstörung zu schützen.

„Den Garten des Paradieses betritt man nicht mit den Füßen, sondern mit dem Herzen."

Machen wir uns doch auf, durch den „Garten unseres Herzens zu gehen". An der Hand von Jesus und geleitet durch den Geist Gottes.

Beten wir um Vertrauen, dass der Herr dir alles schenkt, was es braucht, damit dein Garten Frucht trägt. Wenn er an deinem Herzen arbeitet, wird es blühen und gedeihen.
Gott wartet vor deiner Herzenstüre, wenn du sie wieder mal aus Angst oder Sorgen verschlossen hast. Er spricht leise zu dir:
„Siehe, ich stehe vor der Tür und klopfe an. Wenn jemand meine Stimme hören wird und die Tür auftut, zu dem werde ich hineingehen und das Abendmahl mit ihm halten und er mit mir."
(Offb. 3.20)

Im Garten des Herzens gibt es – wie in jedem Garten – viel zu tun. Das Herz kann dürr und leer sein, die trockene Erde braucht die Ströme lebendigen Wassers, das von Jesus zu uns fließt.

Es ist Zeit für Saat: „Gedenkt nicht an das Frühere und achtet nicht auf das Vorige! Denn siehe, ich will ein Neues schaffen, jetzt wächst es auf, erkennt ihr's denn nicht?" (Jes. 43. 18 – 19).

D. h. Verdorrtes muss abgeschnitten werden, um Platz für Lebendiges zu schaffen – aber Vorsicht! Vielleicht will gerade da Neues werden!

„Siehe, ich habe Frucht gesucht an diesem Feigenbaum und finde keine." Der Weingärtner aber antwortete „Herr, lass ihn noch dies Jahr, bis ich um ihn grabe und ihn dünge; vielleicht bringt er noch Frucht." (Lk. 13, 7 – 9)

Es ist Frühling und dein Herz lebt auf. In deinem Herzensgarten wachsen so viele Frühlingsblumen. Neue Hoffnung, Freude. Der Himmel strahlt und du strahlst mit. All das hast du, oh Herr, gemacht und ich kann nur staunen. Jede Blume steht für eine Gabe, die du mir schenkst, um andere zu erfreuen und von deiner Größe zu erzählen.

Auch im Gemüsebeet deines Herzens wächst es üppig, doch oh je, da fressen sich ja Raupen durch die Blätter. Sie verzehren Blatt für Blatt die reiche Ernte. Herr, erbarme dich!
Mt. 15.19
„Denn aus dem Herzen kommen böse Gedanken, Mord, Ehebruch, Unzucht, Diebstahl, falsches Zeugnis, Lästerung."

Im Obstgarten deines Herzens tragen die Bäume reiche Frucht,

zur Freude und zum Lob Gottes.
Kol. 1, 9-10: „Darum lassen wir auch nicht ab, für euch zu beten und zu bitten, dass ihr des Herrn würdig lebt, ihm in allen Stücken gefallt und Frucht bringt in jedem guten Werk und wachst in der Erkenntnis Gottes."

Doch in einer Ecke des Obstgartens stehen morsche alte Bäume, deren Frucht verdorben und verfault ist. Sie stehen für jedes unnütze, verletzende Wort, das du gesagt hast und für jeden dunklen Gedanken, den du in deinem Herzen bewegt hast.

Mt. 12, 33 – 34:
„Nehmt an, ein Baum ist faul, so wird auch seine Frucht faul sein. Denn an der Frucht erkennt man den Baum. Wes das Herz voll ist, des geht der Mund über."

Wir beten: Herr nimm das Alte, Abgestorbene, Kranke aus meinem Herzensgarten fort, damit Neues wachsen kann. Ich habe zwar Angst vor deiner Pflege und deinem Schnitt, aber ich weiß, im nächsten Jahr werden meine Bäume viele gute Früchte tragen.
5. Mo. 30.6: „Und der Herr, dein Gott, wird dein Herz beschneiden, damit du den Herrn, deinen Gott liebst von ganzem Herzen und von ganzer Seele, auf dass du am Leben bleibst."

Oder Hebr. 4.12
„Das Wort Gottes ist lebendig und kräftig und schärfer als jedes zweischneidige Schwert und dringt durch, bis es scheidet Seele und Geist, auch Mark und Bein, und ist ein Richter der Gedanken und Sinne des Herzens."

Der Winter in deinem Herzensgarten lässt dich innehalten, loslassen, zurückschauen auf das vergangene Jahr. Wo hast du nicht auf ihn geachtet, auf den Gärtner deines Herzens?

„Wir sind alle verwelkt wie die Blätter, und unsere Sünden tragen uns davon wie der Wind.“ (Jes. 64.5)

Aber jedem Winter folgt wieder ein Frühling. Der Herr zieht wie ein milder Frühlingswind durch dein Herz und erwärmt es. Seine Liebe vertreibt den Winter wie die warmen Sonnenstrahlen den Schnee. Sein Geist lässt die Quellen aufbrechen und die Wasserströme fließen. Du öffnest dich und deinen Garten neu für den Herrn.
„Wer von dem Wasser trinken wird, das ich ihm gebe, den wird in Ewigkeit nicht dürsten, sondern das Wasser, das ich ihm geben werde, wird in ihm eine Quelle des Lebens werden, das in das ewige Leben quillt.“ (Joh. 4.14)

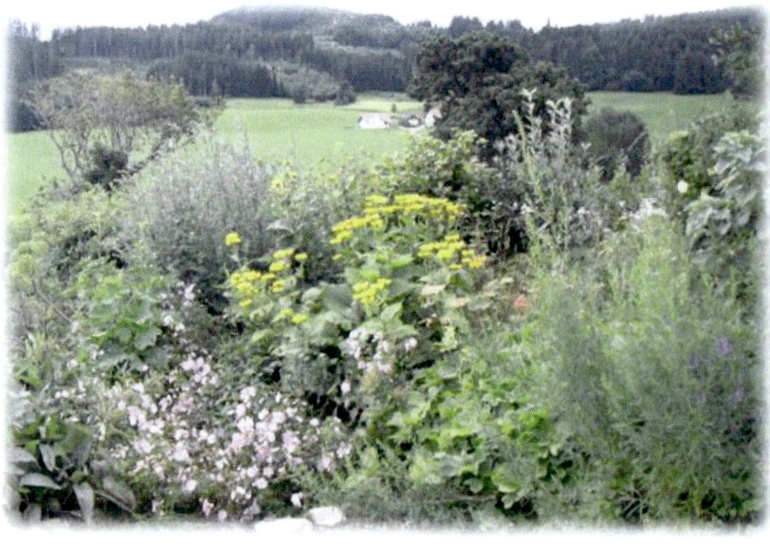

Ja, Herr, deine Hand bringt mich zum Blühen. Durch deine Pflege bringe ich Frucht. Du erfrischst mein Herz und lässt mich üppig grünen. Herr, lass meinen Garten ein Abbild deiner verschwenderischen Liebe sein. Hilf mir, dass ich in deiner

Nähe tiefe Wurzeln schlagen kann.
Psalm 92, 14 – 16 a
„Die gepflanzt sind im Hause des Herrn, werden in den Vorhöfen unseres Gottes grünen. Und wenn sie auch alt werden, werden sie dennoch blühen, fruchtbar und frisch sein, dass sie verkündigen, wie der Herr es recht macht."

Quellennachweis:

Elberfelder Bibel 5/2006
Neues Leben Bibel
Stuttgarter Erklärungsbibel, Deutsche Bibelgesellschaft
Vermeidbare Krankheiten, S.I. McMillen, Aussaat Verlag Wuppertal
Die Kräuter in meinem Garten, Siegrid Hirsch & Felix Grünberger, Freya Verlag Linz
Duft- und Heilpflanzen, Dr. Dr. h.c. mult. Heinz Schilcher/Ingeborg Stadelmann/Christian Herb,
Stadelmann-Verlag, Wiggensbach
Praxis-Lehrbuch der modernen Heilpflanzenkunde, Ursel Bühring, Sonntag-Verlag Stuttgart
Hausbuch der Südtiroler Heilkräuter, Oswald Niederegger/Christoph Mayr, Athesia-Verlag, Bozen
Kräuterbibel, Jennie Harding, Parragon Books LTd.
Frauenheilpflanzen, Dr. med. Heide Fischer, Nymphenburg-Verlag, München
Gottes Schöpfung – unsere Verantwortung, Rudolf Kring, ERF-Verlag Südtirol
Gesund & fit durch natürliche Ernährung, Leben ist mehr, Rudolf Kring, ERF-Verlag Südtirol
Gesund & fit durch natürliche Ernährung, Gemüse, Rudolf Kring, ERF-Verlag Südtirol
Unsere Nahrung – unser Schicksal, Dr. med. M. O. Bruker, Emu-Verlag Lahnstein
Die vitalstoffreiche Vollwertkost nach Dr. med. M. O. Bruker, Ilse Gutjahr, Goldmann Verlag, München
Zucker, Zucker, Krank durch Fabrikzucker, Dr. med. M. O. Bruker, Emu-Verlag Lahnstein
Osteoporose, Dr. med. M. O. Bruker, Emu-Verlag Lahnstein
Rheuma – Ursache und Heilbehandlung, Dr. M. O. Bruker, Emu-Verlag Lahnstein
Eiweißspeicherkrankheiten, Prof. Dr. Wendt, Felsburg-Verlag, Felsburg

Praxis Aromatherapie, Monika Werner/Ruth v. Braunschweig, Haug-Verlag Stuttgart
Aromatherapie, Eliane Zimmermann, Irisiana Verlag, Hugendubel-Verlag Kreuzlingen/München
Aromatherapie, Prof. Dr. Dr. Wabner/Dr. Beier, Urban & Fischer Verlag München
Wie neugeborgen durch Fasten, Dr. med. Hellmut Lützner, GU Verlag
Buchinger-Heilfasten, Dr. med. Andreas Buchinger, Trias-Verlag
Fasten verändert mein Leben, Elisabeth Niggemeyer/Hellmut Lützner, Kösel Verlag, München
Säure-Basen-Balance, Sabine Wacker/Dr. med. Andreas Wacker, GU-Verlag
Übersäuerung, Doris Wroblewski, Natur und Medizin, Carl u. Veronica Carstens-Stiftung, Essen
Kneippen für die Gesundheit, I. Wurm-Fenkl, Falkenverlag, Niedernhausen/Ts.
Praktische Kneipp-Anwendungen, Resi Meier, Oeschverlag, Zürich
Gesundheitskompass.de/ernährung/depressionen
NDR.de/ratgeber/gesundheit/Ernährung bei Depression
Bilder: Pixelio und Fotolia

Über die Autorin

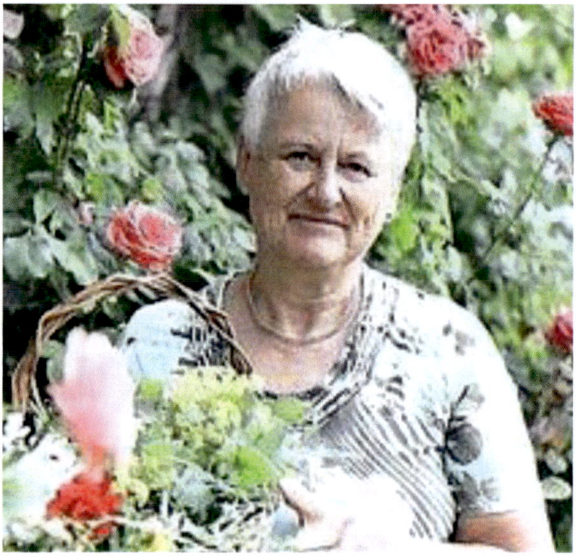

Gabriele Rosenzopf ist als christliche Gesundheitsberaterin tätig.

Sie sagt:
Vorerst werden wir die kleinen Dinge verrichten, allmählich machen wir uns an die größeren, und wenn diese getan sind, nehmen wir das Unmögliche in Angriff.

Ich möchte es mit Franz von Assisi halten und beim Thema Gesundheit mit den kleinen, oft vergessenen Dingen beginnen: Häufig haben ja die kleinsten Blüten eine große Wirkkraft und können Stoffwechselvorgänge im ganzen Körper beeinflussen.
Heilpflanzen, fachmännisch gepflückt und verarbeitet zu Tees, Tinkturen, Essenzen und Salben, verblüffen durch ihre oft durchschlagende Wirkung.

Der Mensch ist eine Einheit und damit mehr als die Summe seiner Teilchen! Deshalb muss ich als Gesundheitsberaterin den ganzen Menschen anschauen, d. h. Körper, Seele und Geist berücksichtigen – ganzheitlich denken! Auch Gottes Interesse gilt unserem ganzen Menschsein.
Dies ist die Grundlage für mein Tun, seien es
Heilpflanzen und Kräuter in der Naturheilkunde verarbeiten und anwenden, praktisches Arbeiten im Garten mit Kräutern (Kräuterspirale, Bodenbedingungen, Lage, Sonne/Schatten),
Kurse und Vorträge zu Gesundheitsthemen,
Ätherische Öle für Gesundheit und Wohlbefinden für jedes Lebensalter,
Massagen,
Vorträge für christliche Gemeinden zu verschiedenen Themen.
Ich verlasse mich auf die Wirkung unserer (Heil-)Pflanzen und auf Produkte, die daraus gewonnen werden, z. B. Aromaöle, Hydrolate, etc..
Gott, unser Schöpfer, hat uns so reich mit Kräutern beschenkt, dass wir ausreichend versorgt sind mit natürlichen Heilmitteln.

Bei schwerwiegenden Krankheiten muss immer ein Arzt zur Rate gezogen werden! Wenn daraus eine für den Patienten positive Zusammenarbeit entsteht – umso besser!